DICCIONARIO DE EMERGENCIAS MÉDICAS
Español - Croata
Croata – Español

RJEČNIK HITNIH MEDICINSKIH INTERVENCIJA
Španjolsko - Hrvatski
Hrvatsko - Španjolski

Edita Ciglenečki

Copyright © 2016 Edita Ciglenečki
All rights reserved.
ISBN-13: 978-1541146020
ISBN-10: 1541146026

INTRODUCCIÓN

Este diccionario médico español-croata y croata-español proporciona de forma breve, clara y suficiente unos 3000 términos médicos que cubren orientación en el tiempo y espacio; accidentes y catástrofes; partes del cuerpo humano; síntomas, heridas y enfermedades; farmacia; facilidades médicas, procedimientos y asistencia médica; exámenes médicos; embarazo y obstetricia.

UVOD

Ovaj španjlosko-hrvatski i hrvatsko-španjolski rječnik sastoji se od preko 3000 medicinskih pojmova prikazanih na jednostavan i razumljiv način koji obuhvaća orijentaciju u prostoru i vremenu; nesreće, katastrofe i pogibeljne situacije; dijelove ljudskog tijela; ozljede, simptome i bolesti; ljekarništvo; medicinske ustanove, njegu i postupke; dijagnostiku te trudnoću i porodništvo.

CONTENIDO - SADRŽAJ

i	INTRODUCCIÓN - UVOD	3
ii	CONTENIDO - SADRŽAJ	4
iii	DICCIONARIO DE EMERGENCIAS MÉDICAS / RJEČNIK HITNIH MEDICINSKIH INTERVENCIJA	5
1	NÚMEROS / BROJEVI	7
2	ORIENTACIÓN EN EL TIEMPO / ORIJENTACIJA U VREMENU	7
3	ORIENTACIÓN EN EL ESPACIO / ORIJENTACIJA U PROSTORU	7
4	ACCIDENTES, CATÁSTROFES Y ANGUSTIA / NESREĆE, KATASTROFE I POGIBELJNE SITUACIJE	7
5	PARTES DEL CUERPO HUMANO / DIJELOVI LJUDSKOG TIJELA	9
6	SÍNTOMAS, HERIDAS Y ENFERMEDADES / SIMPTOMI, OZLJEDE I BOLESTI	13
7	FARMACIA / LJEKARNA	38
8	FACILIDADES MÉDICAS, PROCEDIMIENTOS Y ASISTENCIA MÉDICA / MEDICINSKE USTANOVE, ZAHVATI I NJEGA	41
9	EXÁMENES MÉDICOS / MEDICINSKE PRETRAGE	44
10	EMBARAZO Y OBSTETRICIA / TRUDNOĆA I PORODNIŠTVO	47
iv	RJEČNIK HITNIH MEDICINSKIH INTERVENCIJA / DICCIONARIO DE EMERGENCIAS MÉDICAS	51
1	BROJEVI / NÚMEROS	53
2	ORIJENTACIJA U VREMENU / ORIENTACIÓN EN EL TIEMPO	53
3	ORIJENTACIJA U PROSTORU / ORIENTACIÓN EN EL ESPACIO	53
4	NESREĆE, KATASTROFE I POGIBELJNE SITUACIJE / ACCIDENTES, CATÁSTROFES Y ANGUSTIA	53
5	DIJELOVI LJUDSKOG TIJELA / PARTES DEL CUERPO HUMANO	55
6	SIMPTOMI, OZLJEDE I BOLESTI / SÍNTOMAS, HERIDAS Y ENFERMEDADES	59
7	LJEKARNA / FARMACIA	84
8	MEDICINSKE USTANOVE, ZAHVATI I NJEGA / FACILIDADES MÉDICAS, PROCEDIMIENTOS Y ASISTENCIA MÉDICA	86
9	MEDICINSKE PRETRAGE / EXÁMENES MÉDICOS	90
10	TRUDNOĆA I PORODNIŠTVO / EMBARAZO Y OBSTETRICIA	93

DICCIONARIO DE EMERGENCIAS MÉDICAS
Español - Croata

RJEČNIK HITNIH MEDICINSKIH INTERVENCIJA
Španjolsko - Hrvatski

NÚMEROS	BROJEVI
Cero	Nula
Uno	Jedan
Dos	Dva
Tres	Tri
Cuatro	Četiri
Cinco	Pet
Seis	Šest
Siete	Sedam
Ocho	Osam
Nueve	Devet
Diez	Deset
Once	Jedanaest
Doce	Dvanaest
Trece	Trinaest
Catorce	Četrnaest
Quince	Petnaest
Dieciséis	Šesnaest
Diecisiete	Sedamnaest
Dieciocho	Osamnaest
Diecinueve	Devetnaest
Veinte	Dvadeset
Veintiuno	Dvadset i jedan
Veintidós	Dvadeset i dva
Treinta	Trideset
Cuarenta	Četrdeset
Cincuenta	Pedeset
Sesenta	Šezdeset
Setenta	Sedamdeset
Ochenta	Osamdeset
Noventa	Devedeset
Cien	Sto
Ciento uno	Sto jedan
Ciento veintitrés	Sto dvadeset i tri
Doscientos	Dvjesto
Trescientos	Tristo
Cuatrocientos	Četristo
Quinientos	Petsto
Seiscientos	Šesto
Setecientos	Sedamsto
Ochocientos	Osamsto
Novecientos	Devetsto
Mil	Tisuća
Dos mil	Dvije tisuće
Millón	Milijun
Mil millones (miliarda)	Milijarda

ORIENTACIÓN EN EL TIEMPO	ORIJENTACIJA U VREMENU
Ayer	Jučer
Hoy	Danas
Día de mañana	Sutra
Año	Godina
Mes	Mjesec
Semana	Tjedan
Día	Dan
Hora	Sat
Minuto	Minuta
Segundo	Sekunda
Mañana	Jutro (prijepodne)
Tarde	Poslijepodne
Anochecer	Večer
Noche	Noć

ORIENTACIÓN EN EL ESPACIO	ORIJENTACIJA U PROSTORU
Arriba	Gore (iznad)
Abajo	Dolje (ispod)
Izquierda	Lijevo
Derecha	Desno
Enfrente	Ispred
Detrás	Iza
Dentro	Unutra
Fuera	Vani

ACCIDENTES, CATÁSTROFES Y ANGUSTIA	NESREĆE, KATASTROFE I POGIBELJNE SITUACIJE
Abrigo	Sklonište
Accidente automovilístico (siniestro de tráfico)	Automobilska nesreća
Accidente de aviación	Pad aviona
Accidente de tráfico	Prometna nesreća
Accidente doméstico	Nesreća u kući
Accidente laboral	Nesreća na radu
Accidente nuclear	Nuklearna nesreća
Agua	Voda
Ahogado	Utopljenik
Ahogamiento	Utapanje
Alarma	Uzbuna
Arma	Oružje
Arma atómica	Atomsko oružje
Arma biológica	Biološko oružje
Arma blanca	Hladno oružje
Arma convencional	Konvencionalno oružje
Arma de fuego	Vatreno oružje
Arma láser	Lasersko oružje
Arma nuclear	Nuklearno oružje
Arma nuclear estratégica	Strateško nuklearno oružje
Arma nuclear táctica	Taktičko nuklearno oružje
Arma química	Kemijsko oružje
Armas atómicas, biológicas y químicas (ABQ)	Atomsko biološko i kemijsko oružje
Armas de destrucción masiva	Oružje za masovno uništavanje
Asalto físico	Tjelesni napad
Ataque	Napad
Ataque aéreo	Zračni napad
Ataque de piratas	Gusarski napad
Ataque de tiburón	Napad morskog psa

Español	Hrvatski
Ataque terrorista	Teroristički napad
Avalancha	Lavina
Bacteria	Bakterija
Bala	Metak
Banquisa (hielo marino)	Santa leda
Barco	Brod
Bomba	Bomba
Bomba atómica (bomba A)	Atomska bomba
Bomba de cobalto	Kobaltna bomba
Bomba de hidrógeno (bomba H)	Hidrogenska bomba
Bomba de neutrones (bomba N)	Neutronska bomba
Bomba sucia	Prljava bomba
Bote salvavidas	Čamac za spašavanje
Boya salvavidas	Pojas za spašavanje
Buque naufragado	Olupina broda
Búsqueda	Potraga
Caída	Pad
Campamento para refugiados	Izbjeglički logor
Campo minero	Minsko polje
Célula terrorista	Teroristička ćelija
Chaleco salvavidas	Prsluk za spašavanje
Choque eléctrico	Strujni udar
Colisión	Sudar
Cuerda	Uže
Cueva	Špilja
Desechos nucleares	Nuklearni otpad (radioaktivni otpad)
Desminado (eliminación de minas)	Razminiranje
Encallamiento de barco	Nasukavanje broda
Epidemia	Epidemija
Equipo de búsqueda y rescate	Ekipa za traganje i spašavanje
Erupción volcánica	Erupcija vulkana
Esclavitud	Ropstvo
Explosión	Eksplozija
Explosivo	Eksploziv
Fuego	Vatra
Gas tóxico	Bojni otrov (otrovni plin)
Golpe	Udarac
Golpe de calor	Toplotni udar
Guerra	Rat
Helicóptero	Helikopter
Hielo	Led
Homicidio (asesinato)	Ubojstvo
Hundimiento de un barco	Potonuće broda
Huracán	Uragan
Incendio (fuego)	Požar
Inundación	Poplava
Invasión	Invazija
Lago	Jezero
Lava	Lava
Llamada de socorro	Poziv u pomoć
Llamada de SOS	SOS poziv
Managa de agua (tromba marina)	Morska pijavica
Mar	More
Metralla	Šrapnel
Mina	Mina
Mina marina	Morska mina
Mina terrestre	Kopnena mina
Montaña	Planina
Neurotoxina	Živčani otrov (neurotoksin)
Nevasca (ventisca de nieve)	Snježna mećava
Nieve (zapada)	Snijeg
Ola de marea	Plimni val
Pandemia	Pandemija
Paracáidas	Padobran
Pelea	Tučnjava
Perro de búsqueda y rescate	Pas za traganje i spašavanje
Pirata	Gusar
Plutonio	Plutonij
Polución química	Kemijsko zagađenje
Protección civil	Civilna zaštita
Prueba nuclear (ensayo nuclear)	Nuklearni pokus
Radiación	Zračenje
Refugiado	Izbjeglica
Rehén	Taoc (talac)
Río	Rijeka
Robo	Pljačka
Roca	Stijena
Rompehielos	Ledolomac
Ruinas	Ruševine
Salvador (rescatador)	Spasilac
Salvamento	Spašavanje
Salvamento marítimo	Spašavanje broda
Secuestro	Otmica
Señal de alarma	Znak za uzbunu
"¡Socorro!"	"U pomoć!"
Suicidio	Samoubojstvo
Témpano de hielo	Ledenjak
Terremoto	Potres
Terrorista	Terorist
Tierra	Kopno
Tifón	Tajfun
Tormenta (tempestad)	Nevrijeme (oluja)
Tormenta de arena	Pješćana oluja
Trata de personas	Trgovina ljudima
Trueno	Udar groma
Tsunami (maremoto)	Tsunami
Uranio	Uranij
Uranio einriquecido	Obogaćeni uranij
Víctima	Žrtva
Violación	Silovanje

Virus	Virus
PARTES DEL CUERPO HUMANO	**DIJELOVI LJUDSKOG TIJELA**
Abdomen (panza)	Trbuh (abdomen)
Acetábulo	Čašica zdjelične kosti (acetabulum)
Acetilcolina	Acetilkolin
Ácido desoxirribonucleico	Dezoksiribonukleinska kiselina (DNK)
Ácido gástrico	Želučana kiselina
Ácido ribonucleico (ARN)	Ribonukleinska kiselina
Adenohipófisis	Adenohipofiza
Adrenalina	Adrenalin
Aglutinina	Aglutinin
Aglutinógeno	Aglutinogen
Albúmina	Albumin
Aldosterona	Aldosteron
Alvéolo	Alveola
Amígdala	Krajnik
Aminoácido	Aminokiselina
Amoníaco	Amonijak
Ano	Čmar (anus)
Antebrazo	Podlaktica
Aorta	Aorta
Aorta abdominal	Abdominalna aorta
Aorta torácica	Torakalna aorta
Apéndice vermiforme (apéndice cecal, apéndice)	Slijepo crijevo (crvuljak)
Aponeurosis	Široka plosnata tetiva (aponeuroza)
Aracnoides	Paučinasta ovojnica (arachnoidea)
Arteria	Arterija
Arteria coronaria	Koronarna arterija
Arteria pulmonar (tronco pulmonar, tronco de las pulmonares)	Plućna arterija
Arteriola	Arteriola
Articulación	Zglob
Articulación de la cadera	Kuk (zglob kuka)
Articulación del codo	Lakatni zglob
Articulación del hombro	Rameni zglob
Astrocito	Astrocit
Aurícula cardíaca (atrio)	Srčana pretklijetka (atrij)
Barbilla (mentón)	Brada
Base del cráneo	Baza lubanje
Basófilo	Bazofilni granulocit
Bazo	Slezena
Bilirrubina	Bilirubin
Bilis	Žuč
Boca	Usta
Braquial anterior	Nadlaktični mišić
Brazo	Ruka
Bronquio	Dušnica (bronh)
Bronquiolo	Bronhiola
Bulbo raquídeo (médula oblongada, miencéfalo)	Produžena moždina
Bursa (bolsa sinovial)	Sluzna vreća (bursa)
Cabello	Kosa
Cabeza	Glava
Caja torácica	Grudni koš
Calavera (cráneo)	Lubanja
Calcáneo	Petna kost (kalkaneus)
Calcitonina	Kalcitonin
Canal de Schlemm	Schlemmov kanal
Canino (diente colmillo)	Očnjak (kanin)
Capilar	Kapilara
Cápsula articular	Zglobna čahura
Cara (faz)	Lice
Carbohidrato	Ugljikohidrat
Carpo	Zapešće
Cartílago	Hrskavica
Cartílago articular	Zglobna hrskavica
Cartílago circoides	Hrskavični prsten
Catecolamina	Katekolamin
Cavidad bucal (cavidad oral)	Usna šupljina
Cavidad timpánica	Bubnjište
Ceja	Obrva
Célula	Stanica
Cemento dental	Zubni cement
Cerebelo	Mali mozak
Cerebro	Mozak
Cerumen (cerilla)	Ušna mast (ušna smola, cerumen)
Clavícula	Ključna kost (klavikula)
Clítoris	Dražica (klitoris)
Cóccix (coxis)	Trtica
Cóclea (caracol)	Pužnica
Codo	Lakat
Colágeno	Kolagen
Colesterol	Kolesterol
Colon sigmoide	Sigmoidni dio debelog crijeva
Columna vertebral	Kralježnica
Conducto auditivo externo	Slušni kanal
Conducto eyaculador	Sjemenovod
Conducto nasolagrimal	Suzno-nosni kanal
Corazón	Srce
Córnea	Rožnica
Coroides	Žilnica
Corona del diente	Kruna zuba
Corteza cerebral	Moždana kora
Corticosteroide	Kortikosteroid
Corticosterona	Kortikosteron

Cortisol (hidrocortisona)	Kortizol
Cortisona	Kortizon
Costilla	Rebro
Cristalino	Leća
Cúbito (ulna)	Lakatna kost (ulna)
Cuello	Vrat
Cuerda vocal	Glasnica
Cuero cabelludo (capa capilar)	Vlasište
Cuerpo lúteo (cuerpo amarillo)	Žuto tijelo
Dedo anular	Prstenjak
Dedo corazón	Srednji prst
Dedo de la mano	Ručni prst
Dedo del pie	Nožni prst
Dedo índice	Kažiprst
Dedo meñique	Mali prst
Dedo pulgar (pólice)	Palac
Dendrita	Dendrit
Dentina	Zubni dentin
Diafragma	Ošit (dijafragma)
Diencéfalo	Međumozak
Diente	Zub
Diente de leche	Mliječni zub
Disco intervertebral	Međukralježnični disk
Duodeno	Dvanaesnik (duodenum)
Dura madre	Tvrda moždana ovojnica
Eclerótica	Bjeloočnica
Elastina	Elastin
Electrolito	Elektrolit
Encía	Desni
Eosinófilo	Eozinofil
Epidídimo	Pasjemenik
Eritrocito (glóbulo rojo)	Eritrocit (crveno krvno tjelešce)
Esfínter	Kružni mišić (sfinkter)
Esmalte dental	Zubna caklina
Esófago	Jednjak
Espalda	Leđa
Espalda baja	Križa
Espalda superior	Gornji dio leđa
Espermatozoide	Spermij
Esqueleto	Kostur
Esternón	Prsna kost (sternum)
Estómago	Želudac
Estradiol	Folikulin (estradiol)
Estribo	Stremen
Estrógeno	Estrogen
Excrementos (heces)	Stolica (feces, izmet)
Factor Rh negativo	Negativan Rh faktor
Factor Rh positivo	Pozitivan Rh faktor
Falange	Kost prsta (falanga)
Faringe	Ždrijelo
Fascia profunda	Mišićna fascija
Fémur	Bedrena kost (femur)
Fibrina	Fibrin
Fibrinógeno	Fibrinogen
Fibroblasto (célula fija)	Fibroblast
Fluido corporal	Tjelesna tekućina
Fosfolípido	Fosfolipid
Frente	Čelo
Gangliolinfático	Limfna žlijezda
Garganta	Grlo
Gas	Plin
Glande	Glavić
Glándula	Žlijezda
Glándula bulbo-uretral (glándula de Cowper)	Bulbouretralna žlijezda (Cowperova žlijezda)
Glándula de Bartolino	Bartolinova žlijezda
Glándula lagrimal	Suzna žlijezda
Glándula paratiroides	Doštitnjača
Glándula pineal (epífisis)	Pinealna žlijezda (epifiza)
Glándula salival	Žlijezda slinovnica
Glándula sebácea	Žlijezda lojnica
Glándula sudorípara	Žlijezda znojnica
Glándula suprarrenal	Nadbubrežna žlijezda
Globo ocular	Očna jabučica
Globulina	Globulin
Glomérulo	Glomerul
Glucagón	Glukagon
Glucocorticoide	Glukokortikoid
Glucógeno	Glikogen
Glucosa	Glukoza
Gónada	Spolna žlijezda
Gonadotropina	Gonadotropin
Granulocito	Granulocit
Grasa	Mast
Grupo sanguíneo	Krvna grupa
Grupo sanguíneo A	Krvna grupa A
Grupo sanguíneo AB	Krvna grupa AB
Grupo sanguíneo B	Krvna grupa B
Grupo sanguíneo 0	Krvna grupa 0
Haz de His	Hisov snopić
Hemoglobina	Hemoglobin
Hígado	Jetra
Himen	Djevičnjak (himen)
Hipófisis (glándula pituitaria)	Hipofiza
Hipotálamo	Hipotalamus
Hombro	Rame
Hormona	Hormon
Hormona adrenocorticotropa (corticotropina, corticotrofina)	Kortikotropin
Hormona anidiurética (arginina vasopresina)	Antidiuretski hormon (vazopresin)

Español	Hrvatski
Hormona de crecimiento somatotropa	Hormon rasta (somatotropin)
Hormona luteinizante (lutropina)	Luteinizirajući hormon
Hueso	Kost
Hueso cigomático (malar)	Spončna kost
Hueso coxal	Kost kuka
Hueso del carpo	Kost zapešća (karpalna kost)
Hueso del metacarpo	Kost pesti (metakarpalna kost)
Hueso del metatarso	Kost donožja (metatarzalna kost)
Hueso del tarso	Kost zastoplja (kost tarzusa)
Hueso esfenoides	Klinasta kost (leptirasta kost)
Hueso etmoides	Sitasta kost (etmoidna kost)
Hueso frontal	Čeona kost
Hueso hioides	Podjezična kost
Hueso maxilar superior (maxila)	Gornja čeljust (maksila)
Hueso occipital	Zatiljna kost
Hueso palatino	Nepčana kost
Hueso parietal	Tjemena kost
Hueso proprio de la nariz (hueso nasal)	Nosna kost
Hueso sesamoide	Sezamska kost
Hueso temporal	Sljepoočna kost
Húmero	Nadlaktična kost (humerus)
Íleon	Ileum
Ilion	Crijevna kost
Incisivo	Sjekutić (inciziv)
Ingle	Prepona
Inmunoglobulina	Imunoglobulin
Insulina	Inzulin
Intestin	Crijevo
Intestino delgado	Tanko crijevo
Intestino grueso (colon)	Debelo crijevo
Iris	Šarenica
Isquión	Sjedna kost
Jugo gástrico	Želučani sok
Jugo intestinal	Crijevni sok
Jugo pancreático	Sok gušterače
Labio	Usna
Lágrima	Suza
Laringe	Grkljan
Lengua	Jezik
Leucocito	Leukocit
Ligamento	Ligament
Linfa	Limfa
Linfocito	Limfocit
Líquido cefalorraquídeo (líquido cerebrospinal)	Moždana tekućina (likvor)
Líquido intersticial (líquido tisular)	Međustanična tekućina
Líquido sinovial	Zglobna tekućina (sinovijalna tekućina)
Mama	Dojka
Mandíbula	Donja čeljust (mandibula)
Mano	Šaka
Martillo (malleus)	Čekić (malleus)
Matriz (útero, seno materno)	Maternica (uterus)
Médula cerebral	Moždana srž
Médula espinal	Kralježnična moždina
Médula ósea	Koštana srž
Mejilla (carrillo)	Obraz
Melanina	Melanin
Melanotropina	Melanotropin
Melatonina	Melatonin
Membrana sinovial	Sinovijalna opna
Meninge	Moždana ovojnica
Menisco	Zglobni menisk
Metacarpo	Pest (metakarpus)
Metatarso	Donožje (metatarzus)
Miembro inferior	Noga
Mineralo corticoide	Mineralkortikoid (Na-hormon)
Miocardio	Srčani mišić (miokard)
Moco	Sluz
Molar	Kutnjak (molar)
Monocito	Monocit
Mucosa	Sluznica
Mucosa estomacal	Želučana sluznica
Muñeca	Ručni zglob
Músculo	Mišić
Músculo aductor	Mišić primicač
Músculo bíceps braquial	Dvoglavi mišić nadlaktice
Músculo bíceps crural	Dvoglavi bedreni mišić
Músculo ciliar	Cilijarni mišić
Músculo cuádriceps crural	Četveroglavi bedreni mišić
Músculo deltoides	Rameni mišić (deltoideus)
Músculo estriado	Poprečno-prugasti mišić
Músculo glúteo	Sjedni mišić
Músculo intercostal	Međurebreni mišić
Múscolo liso	Glatki mišić
Músculo masetero	Žvakaći mišić
Músculo oblicuo del abdomen	Kosi trbušni mišić
Músculo pectoral mayor	Veliki prsni mišić
Músculo pectoral menor	Mali prsni mišić

Español	Hrvatski
Músculo recto mayor del abdomen	Ravni trbušni mišić
Músculo romboides	Romboidni mišić
Músculo sartorio	Krojački mišić
Músculo semimembranoso	Poluopnasti mišić
Músculo semitendinoso	Polutetivni mišić
Músculo trapecio	Trapezni mišić
Músculo tríceps braquial	Troglavi mišić nadlaktice
Músculo tríceps sural	Troglavi mišić potkoljenice
Muslo (región femoral)	Natkoljenica (bedro)
Narina	Nosnica
Nariz	Nos
Nervio	Živac
Nervio auditivo (nervio vestibulococlear, nervio estatoacústico)	Slušni živac
Nervio craneal	Moždani živac
Nervio espinal	Spinalni živac
Nervio óptico	Vidni živac
Nódulo auriculoventricular	Atrioventrikularni čvor
Noradrenalina	Noradrenalin
Nuca	Zatiljak
Nuez de Adán	Adamova jabučica
Oído	Uho
Oído medio	Srednje uho
Ojo	Oko
Ombligo (pupo)	Pupak
Omóplato (escápula)	Lopatica (skapula)
Órbita	Očna šupljina
Órgano	Organ
Orina	Mokraća (urin)
Ovario	Jajnik
Óvulo	Jajašce
Oxitocina	Oksitocin
Pabellón auricular (aurícula)	Ušna školjka
Paladar	Nepce
Paladar óseo	Tvrdo nepce
Palma	Dlan
Páncreas	Gušterača
Pantorrilla	List
Papila gustativa	Okusni pupoljak
Parathormona (hormona paratiroidea, paratirina)	Paratireoidni hormon
Pared abdominal	Trbušna stijenka
Párpado	Kapak
Parte superior del brazo	Nadlaktica
Pecho	Grudište (prsa)
Pelo	Dlaka
Pelvis	Zdjelica
Pene (falo)	Penis
Pericardio	Osrčje (perikard)
Periné (perineo)	Međica (perineum)
Peritoneo	Potrbušnica (peritoneum)
Peroné (fíbula)	Lisna kost (fibula)
Pestaña	Trepavica
Pezón	Bradavica
Pia madre	Meka moždana ovojnica
Pie	Stopalo
Piel	Koža
Pierna	Potkoljenica
Planta del pie	Taban
Plaqueta (trombocito)	Trombocit
Plasma sanguíneo	Plazma
Pleura	Pleura
Pleura parietal	Porebrica (parijetalna pleura)
Pleura visceral	Poplućnica (visceralna pleura)
Poro	Pora
Premolar	Pretkutnjak (premolar)
Prepucio	Prepucij
Progesterona	Progesteron
Próstata	Prostata
Proteína	Bjelančevina (protein)
Pubis	Stidna kost
Pulmón	Plućno krilo
Pulmones	Pluća
Pulpa dentaria	Središte zuba (pulpa)
Pupila	Zjenica
Queratina	Keratin
Quijada	Čeljust
Radio	Palčana kost
Raíz del diente	Korijen zuba
Retina	Mrežnica (retina)
Riñón	Bubreg
Rodilla	Koljeno
Rótula (patela)	Iver (patela)
Saliva	Slina (pljuvačka)
Sangre	Krv
Sebo cutáneo	Loj
Semen (esperma)	Sperma
Seno	Sinus
Sien	Sljepoočnica
Sinapsis	Sinapsa
Sistema nervioso parasimpático	Parasimpatikus
Sistema nervioso simpático	Simpatikus
Sobaco (axila)	Pazuh (aksila)
Sudor	Znoj
Tálamo	Talamus
Talón (calcañar)	Peta
Tarso	Zastoplje
Tejido	Tkivo

Tejido graso (tejido adiposo)	Masno tkivo
Telencéfalo	Veliki mozak (telencefalon)
Tendón	Tetiva
Testículo	Jaje (mudo, testis)
Testosterona	Testosteron
Tibia	Goljenica (tibija)
Timo	Grudna žlijezda (timus)
Tímpano	Bubnjić
Tiroides	Štitnjača
Tirotropina (TSH, hormona estimulante de la tiroides)	Tireotropin (TSH)
Tiroxina (tetrayodotironina, T4)	Tiroksin
Tobillo	Skočni zglob (gležanj)
Tráquea	Dušnik
Triglicérido	Triglicerid
Triiodotironina	Trijodtironin
Trompa de Falopio (tuba uterina, oviducto)	Jajovod
Tronco	Trup (torzo)
Tronco del encéfalo	Moždano stablo
Uña	Nokat
Unguis (hueso lacrimal)	Suzna kost
Urea	Mokraćevina (urea, ureja)
Uréter	Mokraćovod (ureter)
Uretra	Vanjska mokraćna cijev (uretra)
Úvula	Meko nepce
Vagina (colpos)	Rodnica (vagina)
Válvula	Zalistak
Válvula bicúspide (válvula mitral)	Mitralni zalistak (bikuspidalni zalistak)
Válvula cardiaca (válvula de corazón)	Srčani zalistak
Válvula sigmoidea aórtica	Polumjesečasti aortni zalistak
Válvula tricúspide	Trolisni zalistak
Vaso linfático	Limfna žila
Vaso sanguíneo	Krvna žila
Vejiga urinaria	Mokraćni mjehur
Vellosidad intestinal	Crijevna resica
Vena	Vena
Vena cava inferior	Donja šuplja vena
Vena cava superior	Gornja šuplja vena
Vena porta	Portalna vena
Ventrículo	Klijetka
Ventrículo cardíaco	Srčana klijetka
Ventrículo cerebral	Moždana klijetka
Vénula	Venula
Vértebra	Kralježak
Vértebra coccígea	Trtični kralježak
Vértebra lumbar	Slabinski kralježak (lumbalni kralježak)
Vértebra sacra	Krstačni kralježak (sakralni kralježak)
Vértebra torácica	Leđni kralježak (grudni ili torakalni kralježak)
Vértice craneal	Tjeme
Vesícula biliar	Žućni mjehur
Vesícula seminal	Sjemena vrećica
Vestíbulo	Predvorje (vestibulum)
Vía biliar	Žučovod
Vómer	Raonik (vomer)
Vulva	Stidnica
Yeyuno	Jejunum
Yunque	Nakovanj

SÍNTOMAS, HERIDAS Y ENFERMEDADES	SIMPTOMI, OZLJEDE I BOLESTI
Abdomen agudo	Akutni abdomen
Abrasión (escoriación)	Ojedina (abrazija)
Absceso	Apsces
Absceso anal	Analni apsces
Absceso cerebral	Apsces mozga
Absceso de Brodie	Brodijev apsces
Absceso hepático	Apsces jetre
Absceso perianal	Perianalni apsces
Absceso perinéfrico	Paranefritički apsces
Absceso peritonsilar	Gnojna upala krajnika
Absceso pulmonar	Apsces pluća
Abulia	Abulija (poremećaj umanjene motivacije)
Acariasis	Akarijaza
Acidosis	Acidoza
Acidosis metabólica	Metabolička acidoza
Acidosis tubular renal	Renalna tubularna acidoza
Aclorhidria	Aklorhidrija
Acné	Akne
Acné común (acne vulgaris)	Vulgarne akne
Acondroplasia	Ahondroplazija
Acrocianosis	Akrocijanoza
Acrofobia (miedo a las alturas)	Akrofobija (strah od visine)
Acromegalia	Akromegalija
Acropaquia (hipocratismo digital)	Batićasti prsti
Actinomicosis	Aktinomikoza
Acuafobia	Hidrofobija
Adenocarcinoma	Adenokarcinom
Adenoma	Adenom
Adenoma hepático (adenoma hepatocelular)	Hepatocelularni adenom

Adenoma tubular	Tubularni adenom
Adenopatía	Adenopatija
Adenosis esclerosante	Sklerozirajuća adenoza
Adicción (dependencia)	Ovisnost
Adicción a jugar (ludopatía, ludomanía)	Ovisnost o kockanju (ludopatija)
Adicción a las drogas (drogodependencia)	Ovisnost o drogama
Adicción sexual	Ovisnost o seksu
Adormecimiento de las extremidades	Utrnulost udova
Aerofobia (miedo a volar)	Aerofobija (strah od letenja)
Afta (úlcera en la mucosa oral)	Afte (ulceracija sluznice usta)
Agarrotamiento	Ukočenost
Agenesia (ausencia de un órgano)	Agenezija (nedostatak jednog organa)
Agenesia renal	Agenezija bubrega
Agranulocitosis	Agranulocitoza
Ahogamiento	Utapanje
Albinismo	Albinizam
Albuminuria	Albuminurija
Alcalosis	Alkaloza
Alcalosis respiratoria	Respiratorna alkaloza
Alcoholismo	Alkoholizam
Aldosteronismo (hiperaldosteronismo)	Aldosteronizam
Alergia	Alergija
Alergia a alimentos	Alergija na hranu
Alergia a las plumas	Alergija na perje
Alergia al medicamento	Alergija na lijekove
Alergia al pelo de los animales	Alergija na životinjsku dlaku
Alergia al polen	Alergija na pelud
Alergia al polvo	Alergija na prašinu
Algodistrofia	Algodistrofija
Alopecia	Ćelavost
Alopecia areata	Alopecia areata
Alopecia areata universal	Opća alopecija
Alucinación	Halucinacija
Amiloidosis	Amiloidoza
Amnesia	Amnezija
Ampolla	Plik
Ampolla (callo)	Žulj (plik, kurje oko)
Amputación	Amputacija
Analgesia	Analgezija (neosjetljivost na bol)
Anasarca	Generalizirani edem (anasarka)
Anemia	Slabokrvnost (anemija)
Anemia aplásica	Aplastična anemija
Anemia de enfermedades crónicas	Anemija kronične bolesti
Anemia falciforme (anemia drepanocítica)	Anemija srpastih stanica
Anemia ferropénica	Anemija radi deficita željeza (sideropenična anemija)
Anemia hemolítica	Hemolitična anemija
Anemia hipocrómica	Hipokromna anemija
Anemia megaloblástica	Megaloblastična anemija (anemija radi deficita vitamina)
Anemia perniciosa	Perniciozna anemija
Anencefalia	Anencefalija
Aneurisma	Aneurizma
Aneurisma cerebral	Cerebralna aneurizma
Aneurisma cerebral arterial sacular	Kuglasta aneurizma arterije mozga
Aneurisma congénito arterial de la base del cerebro	Urođena aneurizma arterija baze mozga
Aneurisma de aorta	Aneurizma aorte
Aneurisma de aorta abdominal	Aneurizma abdominalne aorte
Aneurisma de aorta torácica	Aneurizma torakalne aorte
Angina	Angina
Angina de pecho (angor, angor pectoris)	Angina pektoris
Angina de Prinzmetal	Prinzmetalova angina
Angioedema (edema de Quincke)	Angioedem (Quinckeov edem, angioneurotski edem)
Angioma	Angiom
Angioma en araña (angioma aracnoideo)	Paukoliki angiom (spider nevus)
Angiosarcoma	Angiosarkom
Anisakiasis (anisakidosis)	Anisakijaza
Anomalías del desarrollo	Razvojne anomalije
Anorexia	Anoreksija
Anquilosis	Ankiloza (ukočenje zgloba)
Anquilostomiasis	Ankilostomijaza
Ansiedad	Nemir (anksioznost)
Antracosis	Antrakoza
Ántrax (carbunco)	Karbunkul
Anuria (menos de 100 ml de orina en 24h)	Anurija (lučenje urina < 100 ml u 24 sata)

Apendicitis aguda	Akutna upala crvuljka
Apetito	Apetit
Aplasia	Aplazija
Apnea del sueño	Noćna desaturacija
Apoplejía (golpe apoplético)	Moždano krvarenje (apopleksija)
Arador de la sarna (escabiosis)	Svrab (skabijes)
Ardor al orinar	Pećenje za vrijeme mokrenja
Ardor de estómago (acidez, pirosis)	Žgaravica
Arrítmia	Aritmija
Arrítmia cardíaca	Srčana aritmija
Arruga	Bora
Arteriosclerosis	Arterioskleroza
Arteritis de células gigantes (arteritis de la temporal)	Arteritis divovskih stanica (temporalni arteritis)
Artritis infecciosa (artritis séptica)	Infekcijski artritis (septički artritis)
Artritis juvenil	Mladenački reumatoidni artritis (juvenilni reumatoidni artritis)
Artritis psoriásica	Psorijatični artritis
Artritis reumatoide	Reumatoidni artritis
Artritis tuberculosa	Tuberkulozni artritis
Artrogriposis	Artrogripoza
Artropatía	Artropatija
Artropatía hemofilíca	Hemofilična artropatija
Artrosis	Artroza (osteoartritis, degenerativni artritis)
Artrosis de cadera (coxartrosis)	Artroza kuka (koksartroza)
Artrosis de codo	Artroza lakta
Artrosis de mano	Artroza šake
Artrosis de muñeca	Artroza ručnog zgloba
Artrosis de rodilla (gonartrosis)	Artroza koljena (gonartroza)
Artrosis de tobillo	Artroza skočnog zgloba
Artrosis del hombro	Artroza ramena
Artrosis del pie	Artroza stopala
Asbestosis	Azbestoza
Ascaridiasis	Askaridijaza
Ascitis	Ascites
Asfixia	Asfiksija
Asimetría del tamaño de las pupilas (anisocoria)	Nejednaka veličina zjenica (anizokorija)
Asma	Astma
Aspergiloma (micetoma)	Aspergilom
Aspergilosis	Aspergiloza
Astigmatismo	Astigmatizam
Astrocitoma	Astrocitom
Ataque de pánico	Napadaj panike
Ataxia de Friidreich (ataxia hereditaria)	Heredoataksija
Atelectasia pulmonar	Atelektaza pluća
Ateroesclerosis	Ateroskleroza
Atetosis	Atetoza
Atonía	Atonija
Atragantamiento	Gušenje
Atresia anal	Atrezija anusa
Atresia biliar	Atrezija žučnih vodova
Atresia duodenal	Atrezija dvanaesnika
Atresia esofágica	Atrezija jednjaka
Atresia intestinal	Crijevna atrezija
Atrofia	Atrofija
Atrofia de Sudeck	Sudeckova distrofija
Atrofia multisistémica	Multipla sistemska atrofija
Aumento anormal de la necesidad de comer (polifagia)	Neumjerena glad
Aumento anormal de la sed (polidipsia)	Pojačan osjećaj žeđi (polidipsija)
Aumento de la cáida del cabello	Pojačano opadanje kose
Aumento de la separación de los organos (hipertelorismo)	Povećan razmak izmedu dva organa ili dijela tijela (hipertelorizam)
Aumento de volumen de los ganglios linfáticos (linfadenopatía)	Povećanje limfnih čvorova (limfadenopatija)
Aumento del tamaño del hígado (hepatomegalia)	Povećanje jetre (hepatomegalija)
Aumento en la temperatura corporal	Povišena tjelesna temperatura
Ausencia de la menstruación (amenorrea)	Izostanak mjesečnice (amenoreja)
Autismo	Autizam
Autolesión (automutilación)	Samoozljeđivanje
Aversión por la comida	Gađenje prema hrani
Avitaminosis	Avitamonoza
Azúcar en orina (glucosuria)	Šećer u urinu (glikozurija)
Bacteriemia (bacteremia)	Bakterijemija
Bacteriuria	Bakteriurija
Bajo volumen de semen (oligospermia)	Manjak sperme (oligospermija)
Barotraumatismo (barotrauma)	Barotrauma
Bartonelosis	Bartoneloza
Basofilia	Bazofilija

Bisinosis (fiebre del lunes)	Bisinoza
Blastoma	Blastom
Blastomicosis	Blastomikoza
Blefaritis	Blefaritis
Bloqueo auriculoventricular	Atrijskoventrikularni blok
Bloqueo de rama	Blok grane Hisovog snopića
Bloqueo trifascicular	Trifascikularni blok
Bocio (coto)	Guša (struma)
Bocio nodular	Čvorasta guša (nodularna struma)
Borreliosis	Borelioza
Bostezo	Zijevanje
Botulismo	Botulizam
Broncoespasmo	Bronhospazam
Bronquiectasia	Bronhiektazije
Brucelosis	Bruceloza (malteška ili sredozemna groznica, Bangova bolest)
Bulimia	Bulimija
Bunión (hallux valgus)	Čukalj
Caída de la presión arterial	Pad krvnog tlaka
Calambres nocturnos en las piernas	Noćni grčevi u nogama
Calcificación	Ovapnjenje (kalcifikacija)
Cálculo en el tracto urinario (urolitiasis)	Kamenac mokraćnog mjehura
Cálculo biliar (litiasis biliar)	Žučni kamenac (holelitijaza)
Cálculo en el uréter (ureterolitiasis)	Ureteralni kamenac (ureterolitijaza)
Calicosis	Kalikoza
Callosidad (callo)	Zadebljanje kože
Cambios de personalidad	Promjene osobnosti
Cambios en el apetito	Promjene apetita
Cambios en el color de la piel	Promjene boje kože
Cambios en la conciencia	Promjene stanja svijesti
Cambios en la forma de los huesos	Promjene oblika kosti
Cambios en la membrana mucosa	Promjene na sluznici
Cambios en la sensación de sabores	Promjene osjeta okusa
Cambios en la sensibilidad olfatoria	Promjene osjeta mirisa
Cambios en la sensibilidad táctil	Promjene osjeta dodira
Cambios en la voz	Promjene glasa
Cambios en los lunares	Promjene na madežima
Cambios psíquicos	Psihičke promjene
Cáncer de estómago (cáncer gástrico)	Rak želuca
Cáncer de mama	Rak dojke
Cáncer de próstata	Rak prostate
Cáncer del cuello uterino (cáncer cervical)	Rak grlića maternice
Candidiasis	Kandidijaza
Candidiasis oral (muguet oral)	Sor (oralna kandidijaza)
Cansancio (fatiga, letargo, astenia)	Iscrpljenost (umor, fatigo)
Cantidad excesiva de glucosa en la sangre (hiperglucemia, hiperglicemia)	Povišeni šećer u krvi (hiperglikemija)
Capacidad de movimiento	Sposobnost kretanja
Capsulitis adhesiva del hombro	Sindrom bolnog ramena (adhezivni kapsulitis ramena, smrznuto rame)
Caquexia	Kaheksija
Carbunco (ántrax)	Antraks (bedrenica, crni prišt)
Carcinoide	Karcinoid
Carcinoide bronquial	Karcinoid bronha
Carcinoma	Karcinom
Carcinoma anaplásico	Anaplastični karcinom
Carcinoma bronquial	Karcinom bronha
Carcinoma de células basales (basilioma)	Karcinom bazalnih stanica (bazaliom)
Carcinoma de células escamosas	Planocelularni karcinom
Carcinoma de células renales	Hipernefrom
Carcinoma de células transicionales	Tranzicionalni karcinom
Carcinoma de endometrio	Karcinom endometrija
Carcinoma de las vías biliares (colangiocarcinoma)	Kolangiocelularni karcinom
Carcinoma de mama	Karcinom dojke
Carcinoma de próstata	Karcinom prostate
Carcinoma del cuello uterino	Karcinom grlića maternice
Carcinoma embrional	Embrionalni karcinom
Carcinoma epitelial	Karcinom pokrovnog epitela

Español	Hrvatski
Carcinoma gástrico	Karcinom želuca
Carcinoma hepatocelular	Hepatocelularni karcinom
Carcinoma medular	Medularni karcinom
Carcinoma papilar	Papilarni karcinom
Carcinosis	Karcinoza
Carcinosis pericárdica	Karcinoza perikarda
Carcinosis peritoneal	Karcinoza peritoneuma
Carcinosis pleural	Karcinoza pleure
Cardiomiopatía restrictiva	Restriktivna kardiomiopatija
Cardiopatía congénita	Urođena srčana bolest (kongenitalna kardiopatija)
Cardiopatía reumática	Reumatska bolest srca
Cardiotoxicidad	Toksična kardiomiopatija
Carencia de vitamina	Manjak vitamina
Carencia de vitamina A	Manjak vitamina A
Carencia de vitamina B1	Manjak vitamina B1
Carencia de vitamina B2	Manjak vitamina B2
Carencia de vitamina B3	Manjak vitamina B3
Carencia de vitamina B12	Manjak vitamina B12
Carencia de vitamina C	Manjak vitamina C
Carencia de vitamina D	Manjak vitamina D
Carencia de vitamina K	Manjak vitamina K
Caries	Zubni karijes
Caspa	Perut
Catalepsia	Katalepsija
Cataplexia (cataplejía)	Katapleksija
Catarata	Mrena (katarakta)
Catarro	Katar
Cefalea en racimos	Cluster glavobolja
Cefalea postraumática	Posttraumatska glavobolja
Cefalea tensional	Tenzijska glavobolja
Cefalocele	Cefalokela
Ceguera	Sljepoća
Ceguera nocturna (nictalopia)	Noćno sljepilo
Celiaquía (enfermedad celíaca)	Celijakija
Celulitis	Celulitis
Celulitis orbital	Celulitis orbite
Cercaria	Cerkarija
Cetoacidosis diabética	Dijabetična ketoacidoza
Chancro	Čankir
Chancroide (chancro blando)	Meki čankir
Chikungunya	Chikungunya virusna bolest
Chondromalacia rotuliana (síndrome patelo-femoral)	Hondromalacija patele (trkačko koljeno, sindrom patelofemoralne boli)
Choque (shock)	Šok
Choque anafiláctico	Anafilaktični šok
Choque cardiogénico	Kardiogeni šok
Choque endotoxico	Endotoksični šok
Choque espinal	Spinalni šok
Choque hipovolémico	Hipovolemički šok
Choque neurogénico	Neurogeni šok
Choque obstructivo	Opstruktivni šok
Choque quirúrgico	Kirurški šok
Choque séptico	Septički šok
Choque traumático	Traumatski šok
Cianosis	Cijanoza
Ciática	Išijas
Cicatriz	Ožiljak
Cifoescoliosis	Kifoskolioza
Cifosis	Kifoza
Cirrosis alcohólica	Alkoholna ciroza
Cirrosis biliar	Bilijarna ciroza
Cirrosis criptogénica	Kriptogena ciroza
Cirrosis hepática	Ciroza jetre
Cirrosis postnecrótica	Postnekrotična ciroza
Cistadenocarcinoma	Cistadenokarcinom
Cistadenofibroma	Cistadenofibrom
Cistadenoma	Cistadenom
Cisticercosis	Cisticerkoza
Cistoma	Cistom
Claudicación intermitente	Intermitentna klaudikacija
Claustrofobia	Klaustrofobija (strah od zatvorenog prostora)
Cleptomanía	Kleptomanija
Clonorquiasis (clonorquiosis)	Klonorkijaza
Coagulación intravascular diseminada	Diseminirana intravaskularna koagulacija
Coágulo sanguíneo (trombo)	Krvni ugrušak (tromb)
Coartación de la aorta	Koarktacija aorte
Coccidioidomicosis	Kokcidioidomikoza (San Joaquin Valley vrućica)
Coccigodinia (dolor de coxis)	Kokcigodinija

Español	Hrvatski
Codo del tenista (epicondilitis lateral)	Teniski lakat
Cojera	Šepanje
Colapso	Kolaps
Colección de sangre en la trompa de Falopio (hematosalpinx)	Krvarenje u jajovod (hematosalpinks)
Cólera	Kolera
Colesterol elevado de la sangre (hipercolesterolemia)	Povišeni kolesterol u krvi (hiperkolesterolemija)
Cólico	Kolika
Cólico abdominal	Trbušna kolika (abdominalna kolika)
Cólico biliar	Žučna kolika
Cólico del recién nacido	Novorođenačke kolike
Cólico nefrítico (cólico renal)	Bubrežna kolika (renalna kolika)
Colitis ulcerosa	Ulcerozni kolitis
Colon transverso	Poprečno debelo crijevo
Coma	Koma
Coma diabético	Dijabetična koma
Comerse las uñas (onicofagia)	Griženje noktiju (onikofagija)
Compresión cerebral	Kompresija mozga
Compresión del nérvio	Kompresija živca (uklješten živac)
Comunicación interauricular	Atrijski septalni defekt
Comunicación interventricular	Ventrikularni septalni defekt
Condroblastoma	Hondroblastom
Condroma	Hondrom
Condrosarcoma	Hondrosarkom
Confusión	Smetenost
Congelamiento	Ozeblina
Congestión nasal	Začepljeni nos
Congestión pulmonar	Plućna kongestija
Conjuntivitis alérgica	Alergijski konjuktivitis
Conjuntivitis bacteriana	Bakterijski konjuktivitis
Conjuntivitis por cuerpo extraño	Konjuktivitis izazvan stranim tijelom
Conjuntivitis química	Kemijski konjuktivitis
Conjuntivitis viral	Virusni konjuktivitis
Conmoción cerebral	Potres mozga
Contracción del cuerpo entero de tal manera que se mantiene encorvado hacia atrás (opistótonos)	Izvijanje misića vrata i leđa u luk (opistotonus)
Contractura	Kontraktura
Contractura articular	Kontraktura zgloba
Contractura de Dupuytren	Dupuytrenova kontraktura
Contractura isquémica de Volkmann	Volkmannova ishemična kontraktura
Contractura muscular	Kontraktura mišića
Contusión	Nagnječenje (zgnječenje, kontuzija)
Contusión cerebral	Nagnječenje mozga
Convulsiones	Konvulzije
Convulsiones febriles	Febrilne konvulzije
Cor pulmonale agudo	Akutno plućno srce
Corazón de atleta (hipertrofia del corazón del deportista)	Sportsko srce
Coreoatetosis	Koreoatetoza
Coriocarcinoma	Koriokarcinom
Coriomeningitis linfocítica	Limfocitni koriomeningitis
Corto de oído (parcialmente sordo)	Nagluhost
Costilla cervical	Vratno rebro
Costra	Krasta
Crepitación	Krepitacija
Criptococcosis	Kriptokokoza
Criptorquidismo	Retencija testisa (kriptorhizam)
Crisis tónico-clónica	Toničko-klonički napadaj
Crispar del músculo (fasciculación)	Trzanje mišića
Cromomicosis (cromoblastomicosis)	Kromomikoza
Crup (laringotraqueobronquitis)	Krup (akutni opstruktivni laringitis)
Cuerpo extraño en el oído	Strano tijelo u uhu
Cuerpo extraño en la nariz	Strano tijelo u nosu
Daltonismo	Daltonizam
Debilidad	Slabost
Deficiencia de estrógenos	Manjak estrogena
Deficiencia de factor de coagulación	Manjak faktora koagulacije
Deformidad de Madelung	Madelungov deformitet
Deformidad de Sprengel	Sprengelova bolest (scapula alta)
Deformidad del pie	Deformacija stopala

Español	Hrvatski
Deformidad vertebral	Deformacija kralježnice
Degeneración macular	Degeneracija makule
Degeneración retinal	Degeneracija mrežnice
Delirio	Delirij
Demencia	Demencija
Dengue	Dengue groznica
Depresión	Depresija
Dermatitis alérgica de contacto	Alergijski kontaktni dermatitis
Dermatitis atópica	Atopijski dermatitis
Dermatitis de contacto	Kontaktni dermatitis
Dermatitis herpetiforme (enfermedad de Duhring)	Duhringova bolest (dermatitis herpetiformis)
Dermatitis irritante de contacto	Iritantni kontaktni dermatitis
Dermatitis numular	Numularni dermatitis
Dermatitis seborreica infantil	Tjemenica (dojenačka seboreja)
Dermatomicosis	Dermatomikoza
Dermatomiositis	Dermatomiozitis
Derrame cerebral (accidente cerebrovascular)	Moždani udar
Derrame pericárdico	Hidroperikard
Desangramiento (hemorragia)	Krvarenje (hemoragija)
Desarrollo de tenido de un órgano (aplasia de un órgano)	Nerazvijenost organa (aplazija organa)
Desarrollo sexual prematuro del mismo sexo	Prerano spolno fizičko sazrijevanje istog spola
Desarrollo sexual prematuro del sexo opuesto	Prerano spolno fizičko sazrijevanje suprotnog spola
Descenso de la frecuencia cardiaca (bradicardia)	Usporen puls (bradikardija)
Descenso de la frecuencia respiratoria (bradipnea)	Usporeno disanje (bradipneja)
Descenso incompleto de testículo	Nespušteni testis
Descompensación cardíaca	Srčana dekompenzacija
Descoordinación en los movimientos musculares (ataxia)	Poremećaj koordinacije mišićnih pokreta (ataksija)
Desgarro	Istegnuće
Desgarro de ligamento	Istegnuće ligamenta
Desgarro de tendón	Istegnuće tetive (distenzija tetive)
Desgarro muscular	Istegnuće mišića (distenzija mišića)
Deshidratación	Dehidracija
Desmineralización	Demineralizacija
Desnutrición	Neuhranjenost
Desorientación	Dezorijentiranost
Desplazamiento de una articulación (subluxación)	Djelomična dislokacija (subluksacija)
Despredimiento del párpado superior (blefaroptosis)	Spušteni kapak (blefaroptoza)
Desprendimiento de retina	Odvajanje mrežnice (ablacija retine)
Desquamación	Ljuštenje kože (deskvamacija)
Desviación del tabique nasal	Devijacija nosnog septuma
Diabetes	Dijabetes
Diabetes insípida	Dijabetes insipidus
Diabetes mellitus (diabetes sacarina)	Dijabetes melitus
Diabetes mellitus tipo 1	Dijabetes melitus tip 1
Diabetes mellitus tipo 2	Dijabetes melitus tip 2
Diarrea	Proljev (dijareja)
Diente podrido	Pokvareni zub
Dificultad al orinar (disuria)	Otežano usporeno mokrenje (dizurija)
Dificultad de respiración	Otežano disanje
Dificultad del aprendizaje	Poremećaj učenja
Dificultad para la defecación (tenesmo rectal)	Otežano pražnjenje crijeva (otežana defekacija)
Dificultad para tragar (disfagia)	Otežano gutanje (disfagija)
Difteria	Difterija
Dilatación aguda del estómago	Akutna dilatacija želuca
Discartrosis	Diskartroza
Discondroplasia	Dishondroplazija
Disección aórtica	Disekcija aorte
Disentería	Dizenterija
Disentería amebiana (amebiasis)	Amebijaza
Disgénesis testicular	Testikularna disgeneza
Disgerminoma	Disgerminom
Dislexia	Disleksija
Dislocación de la mandíbula	Iščašenje vilice
Dislocación de los fragmentos	Dislokacija ulomaka

Español	Hrvatski
Disminución de producción de orina (oliguria)	Smanjeno izlučivanje urina (oligurija)
Disnea paroxística nocturna	Srčana astma (paroksizmalna dispneja)
Dispepsia (indigestión)	Dispepsija (nervozni želudac)
Displasia arritmogénica ventricular derecha	Aritmogena displazija desne klijetke
Displasia congénita de la cadera (luxación congénita de cadera)	Urođeno iščašenje kuka (kongenitalna displazija kuka)
Displasia del cuello uterino	Cervikalna displazija
Displasia fibrosa	Fibrozna displazija
Distonía	Distonija
Distorsión articular	Uganuće zgloba (distorzija zgloba)
Distorsión del tobillo	Uganuće skočnog zgloba
Distrofia	Distrofija
Distrofia muscular	Mišićna distrofija
Distrofia muscular de Duchenne	Duchenneova mišićna distrofija
Distrofia muscular progresiva	Progresivna mišićna distrofija
Diverticulitis	Divertikulitis
Divertículo	Divertikul
Divertículo de Meckel	Divertikul tankog crijeva
Divertículo del colon	Divertikul na debelom crijevu
Divertículo duodenal	Divertikul na dvanaesniku
Dolor	Bol
Dolor abdominal	Bol u trbuhu
Dolor afilado	Oštra bol
Dolor agudo	Akutna bol
Dolor al tragar (odinofagia)	Bolno gutanje (odinofagija)
Dolor crónico	Kronična bol
Dolor de cabeza	Glavobolja
Dolor de cabeza por sinusitis	Sinusna glavobolja
Dolor de espalda (dorsalgia)	Bol u leđima (dorzopatija)
Dolor de espalda baja (lumbalgia)	Križobolja (lumbosakralni sindrom)
Dolor de espalda postural	Posturalna križobolja
Dolor de muelas	Zubobolja
Dolor del miembro fantasma	Fantomska bol
Dolor en articulación (artralgia)	Bol u zglobu (artralgija)
Dolor en la mama (mastalgia)	Bol u dojci (mastalgija)
Dolor en las espinillas	Trkačka potkoljenica
Dolor en oído (otalgia)	Bol u uhu (otalgija)
Dolor epigástrico	Bol u epigastriju
Dolor muscular (mialgia)	Bol u mišiću (mijalgija)
Dolor pulsante	Pulsirajuća bol
Dolor sordo	Tupa bol
Dolor tipo punzada	Probadajuća bol
Dolor torácico	Bol u prsištu
Dracunculiasis	Drakunkulijaza
Ductus arterioso persistente (conducto arterioso persistente)	Otvoreni ductus arteriosus (Ductus arteriosus persistens)
Ductus arteriosus (conducto arterioso de Botal)	Ductus Botalli
Eccema (eczema)	Ekcem
Ecolalia	Eholalija
Ecopraxia (repetición de los movimientos de otra persona)	Ehopraksija (nevoljno ponavljanje tuđih pokreta)
Ectrodactilia en pie	Lobster Claw stopalo
Eczema dishidrótico	Dishidroza
Edema (hidropesía)	Edem
Edema cerebral	Edem mozga
Edema del nervio óptico	Otok očnog živca (zastojna papila)
Edema postural	Posturalni edem (statički edem)
Edema pulmonar	Plućni edem
Elefantiasis	Elefantijaza (limfedem)
Embarazo ectópico	Izvanmaternična trudnoća (ektopična trudnoća)
Embolia	Embolija
Embolia arterial	Arterijska embolija
Embolia gaseosa	Zračna embolija
Embolia pulmonar	Plućna embolija
Embolismo graso	Masna embolija
Emisión excesiva de orina durante la noche (nicturia)	Noćno mokrenje (nokturija)
Empiema	Empijem
Enanismo	Patuljasti rast (nanizam)
Encefalocele	Encefalokela
Encefalopatía	Encefalopatija
Encondroma	Enhondrom
Encopresis	Enkopreza
Endocarditis bacteriana	Bakterijski endokarditis
Endometriosis	Endometrioza
Enfermedad autoinmune	Autoimunološka bolest
Enfermedad cardíaca pulmonar (cor pulmonale)	Plućno srce

Español	Hrvatski
Enfermedad coronaria	Koronarna bolest (koronaropatija)
Enfermedad de Addison	Addisonova bolest
Enfermedad de Alzheimer	Alzheimerova bolest
Enfermedad de Blount (tibia vara)	Blountova bolest
Enfermedad de Bornholm (mialgia epidémica)	Bornholmska bolest (epidemijska mialgija)
Enfermedad de Bowen	Bowenova bolest
Enfermedad de Brill	Brillova bolest (Brill-Zinsserova bolest)
Enfermedad de Buerger (tromboangeítis obliterante)	Buergerova bolest
Enfermedad de Chagas (tripanosomiasis americana)	Chagasova bolest (americka tripanosomijaza)
Enfermedad de Charcot-Marie Tooth	Bolest Charcot-Marie-Tooth
Enfermedad de Creutzfeldt-Jakob	Creutzfeldt-Jakobova bolest (tzv. "kravlje ludilo")
Enfermedad de Crohn	Crohnova bolest
Enfermedad de Freiberg	Freibergova bolest
Enfermedad de Graves Basedow	Basedowljeva bolest
Enfermedad de Haglund (deformidad de Haglund)	Haglundova bolest
Enfermedad de Hirschsprung (megacolon aganglióníco)	Hirschsprungova bolest (kongenitalni aganglionarni megakolon)
Enfermedad de Hodgkin	Hodgkinova bolest
Enfermedad de Hoffa	Morbus Hoffa
Enfermedad de Huntington (corea de Huntington)	Huntingtonova koreja
Enfermedad de Kawasaki	Kawasakijeva bolest (mukokutani limfoglandularni sindrom)
Enfermedad de Kienböck	Kienböckova bolest
Enfermedad de Köhler	Köhlerova bolest
Enfermedad de la membrana hialina (síndrome de distrés respiratorio)	Bolest hijaline membrane (respiratorni sindrom novorođenćeta)
Enfermedad de la motoneurona	Bolest motornog neurona
Enfermedad de La Peyronie (induración plástica del pene)	Plastična induracija penisa
Enfermedad de las vibraciones	Vibracijska bolest
Enfermedad de los ensiladores	Silosna pluća
Enfermedad de Lyme (borreliosis de Lyme)	Lajmska bolest (Lajmska borelioza)
Enfermedad de Menière	Menierova bolest
Enfermedad de Morquio (mucopolisacaridosis tipo IV)	Sindrom Morquio (mukopolisaharidoza tip IV)
Enfermedad de Osgood-Schlatter	Osgood-Schlatterova bolest
Enfermedad de Paget	Pagetova bolest
Enfermedad de Panner	Pannerova bolest
Enfermedad de Parkinson	Parkinsonova bolest
Enfermedad de Pellegrini-Stieda	Bolest Pellegrini-Stieda
Enfermedad de Preiser	Morbus Preiser
Enfermedad de Raynaud	Raynaudova bolest
Enfermedad de Sever	Severova bolest
Enfermedad de transmisión sexual	Spolno prenosiva bolest
Enfermedad de Van Neck	Morbus Van Neck
Enfermedad de Whipple	Whippleova bolest
Enfermedad del corazón (cardiopatía)	Srčana bolest (kardiopatija)
Enfermedad diverticular	Divertikuloza
Enfermedad hemolítica del recién nacido (incompatibilidad Rh)	Rh-inkompatibilnost (hemolitička bolest novorođenćeta)
Enfermedad parasitaria (parasitosis)	Parazitarna bolest (parazitoza)
Enfermedad pélvica inflamatoria	Upalna bolest zdjelice
Enfermedad poliquística renal	Policistični bubreg

Enfermedad profesional	Profesionalno oboljenje
Enfermedad pulmonar intersticial	Intersticijska bolest pluća
Enfermedad pulmonar obstructiva crónica	Kronična opstruktivna plućna bolest
Enfermedades de la aorta	Bolesti aorte
Enfermedades de las válvulas del corazón	Bolesti srčanih zalistaka
Enfermedades de los vasos sanguíneos	Bolesti krvnih žila
Enfermedades infantiles contagiosas	Dječje zarazne bolesti
Enfisema	Emfizem
Enfisema subcutáneo	Potkožni emfizem
Engorde (ganar peso)	Debljanje
Enrojecimiento de la piel (eritema)	Crvenilo kože (eritem)
Entesopatía	Entezopatija
Envenenamiento (intoxicación)	Trovanje
Envenenamiento por arsénico	Trovanje arsenom
Envenenamiento por asbesto	Trovanje azbestom
Envenenamiento por cadmio	Trovanje kadmijem
Envenenamiento por cianuro	Trovanje cijanidom
Envenenamiento por gas	Trovanje plinom
Envenenamiento por insecticidas	Trovanje insekticidima
Envenenamiento por mercurio	Trovanje živom
Envenenamiento por metales pesados	Trovanje teškim metalima
Envenenamiento por plomo	Trovanje olovom
Envenenamiento por radiación	Trovanje zračenjem
Envenenamiento por setas	Trovanje gljivama
Envenenamiento por talio	Trovanje talijem
Eosinofilia	Eozinofilija
Ependimoma	Ependimom
Epifisario de la cabeza femoral (epifisiolisis capitis femoris)	Epifizeoliza glave bedrene kosti
Epilepsia	Epilepsija
Epispadia	Epispadija
Erección sostenida y dolorosa (priapismo)	Dugotrajna bolna erekcija (prijapizam)
Erisipela	Crveni vjetar (vrbanac, erizipel)
Erisipeloide	Erizipeloid
Eritema infeccioso (quinta enfermedad)	Infektivni eritem (peta bolest)
Eritromelalgia	Eritromelalgija
Eritroplasia	Eritroplazija
Eritroplasia de Queyrat	Eritroplazija Queyrat
Erosión cervical	Cervikalna erozija
Eructo	Podrigivanje
Escalofrío (tiritón)	Zimica (tresavica)
Escarlatina (fiebre escarlata)	Šarlah (skarlatina)
Esclerodermia	Sklerodermija
Esclerosis lateral amiotrófica	Amiotrofična lateralna skleroza
Esclerosis múltiple	Multipla skleroza
Escoliosis	Skolioza
Escorbuto	Skorbut
Escotoma	Skotom
Espalda del gimnasta	Gimnastičarska bolna križa
Espasmo (calambre)	Grč (spazam)
Espasmo facial	Grč mišića lica
Espasmo muscular (calambre)	Mišićni grč (spazam)
Espasmo vaginal (vaginismo)	Grč rodnice (vaginizam)
Espermatocele	Spermatokela (cista epididimisa)
Espina bífida	Spina bifida
Esplenomegalia	Splenomegalija
Espondilitis	Spondilitis
Espondilitis anquilosante (morbus Bechterew)	Ankilozantni spondilitis (Bechterewov sindrom)
Espondilitis tuberculosa	Tuberkulozni spondilitis (Pottova bolest)
Espondilolistesis	Spondilolisteza
Espondilosis	Spondiloza
Esporotricosis	Sporotrihoza
Espuela de talón (espuela calcánea)	Petni trn
Esputo espumoso	Pjenušavi ispljuvak
Esputo que contiene pus	Gnojni ispljuvak
Esquistosomiasis (bilharziasis)	Šistosomijaza
Esquizofrenia	Šizofrenija
Estenosis congénita del píloro	Urođena stenoza pilorusa
Estenosis de la arteria pulmonar	Stenoza plućne arterije

Estenosis de la válvula aórtica	Stenoza aortnog ušća
Estenosis de la válvula pulmonar	Stenoza plućnog ušća (pulmonalna stenoza)
Estenosis del píloro	Stenoza pilorusa (pilorostenoza)
Estenosis esofágica	Stenoza jednjaka
Estenosis mitral	Stenoza mitralnog ušća
Estenosis pilórica hipertrófica	Hipertrofijska stenoza pilorusa
Estocada	Ubodna rana
Estornudo	Kihanje
Estrabismo	Razrokost (strabizam)
Estrangulamiento	Davljenje
Estreñimiento	Zatvor (opstipacija)
Estridor	Glasno otežano disanje (stridor)
Estupor	Stupor
Exantema	Egzantem
Exasperación	Razdražljivost
Excesiva producción de saliva (hipersalivación)	Pojačano lučenje sline (hipersalivacija)
Excesiva producción de sudor (hiperhidrosis)	Prekomjerno znojenje (hiperhidroza)
Exceso de cabello (hipertricosis)	Pojačana dlakavost
Exoftalmos	Izbuljene oči (egzoftalmus)
Exostosis	Egzostoza
Exostosis múltiple hereditaria	Multiple egzostoze
Expectoración de sangre (hemoptisis)	Iskašljavanje krvi (hemoptiza, hemoptoja)
Exposición a las radiaciones ionizantes	Ionizirajuća ozračenost
Expresión vocal involuntaria de obscenidades (coprolalia)	Nekontrolirano psovanje (koprolalija)
Eyaculación precoz	Prijevremena ejakulacija
Fallo hepático (insuficiencia hepática)	Zatajenje jetre
Fallo renal (insuficiencia renal)	Zatajenje bubrega (insuficijencija bubrega)
Falta de aire (disnea)	Zaduha (nedostatak daha, dispneja)
Falta de respiración (apnea)	Zastoj disanja (apnea)
Falta de visión en luz brillante (hemeralopia)	Kokošje sljepilo (hemeralopija)
Faringitis por estreptococo	Streptokokna angina
Fascitis necrotizante	Nekrotizirajući fasciitis
Fascitis plantar	Plantarni fasciitis
Fenilcetonuria	Fenilketonurija
Fenómeno de Bell	Bellov fenomen
Feocromocitoma	Feokromocitom (tumor srži nadbubrežne žlijezde)
Fibrilación auricular	Atrijska fibrilacija
Fibrilación ventricular	Ventrikularna fibrilacija
Fibroadenoma	Fibroadenom
Fibroelastosis endocardial	Fibroelastoza endokarda
Fibroma	Fibrom
Fibroma blando (fibroma molle)	Kožni privjesak (mekani fibrom)
Fibroma condromixoide	Hondromiksoidni fibrom
Fibromialgia	Fibromialgija
Fibrosarcoma	Fibrosarkom
Fibrosis	Fibroza
Fibrosis pulmonar idiopática	Plućna idiopatska fibroza
Fibrosis quística (mucoviscidosis)	Cistična fibroza
Fibrosis retroperitoneal	Retroperitonealna fibroza (Ormondova bolest)
Fibrositis (reumatismo muscular)	Fibrozitis mišića
Fibrositis de la mano	Fibrozitis šake
Fibrositis de tendón	Fibrozitis tetive
Fiebre	Groznica (vrućica)
Fiebre amarilla	Žuta groznica
Fiebre de la Oroya (enfermedad de Carrión, verruga peruana)	Oroya groznica (Carrionova bolest)
Fiebre de Lassa	Groznica Lassa
Fiebre de los vapores metálicos	Metalna groznica
Fiebre de Rift Valley	Rift Valley groznica
Fiebre del Colorado por garrapatas (fiebre de montaña americana por garrapatas)	Groznica planinskog krpelja
Fiebre del Nilo Occidental	Groznica zapadnog Nila
Fiebre del Zika	Zika groznica

Fiebre hemorrágica con síndrome renal (fiebre hemorrágica coreana)	Hemoragijska groznica s renalnim sindromom (korejska hemoragijska groznica)
Fiebre hemorrágica de Crimea-Congo	Krimska hemoragijska groznica
Fiebre hemorrágica de Marburgo	Marburška hemoragijska groznica
Fiebre hemorrágica viral	Virusna hemoragijska groznica
Fiebre hemorrágica viral de Ébola	Groznica Ebola
Fiebre mediterránea familiar	Obiteljska mediteranska groznica
Fiebre pappataci	Papatači-groznica
Fiebre paratifoidea	Trbušni paratifus
Fiebre por mordedura de rata	Groznica štakorskog ugriza
Fiebre Q	Q-groznica
Fiebre reincidente	Povratna groznica
Fiebre reumática	Reumatska groznica
Fiebre tifoidea (fiebre entérica)	Tifusna groznica (tifus)
Filariasis	Filarijaza
Fimosis	Fimoza
Fístula	Fistula
Fístula anal	Analna fistula
Fístula broncopleural	Bronhopleuralna fistula
Fisura anal	Analna fisura
Flebotrombosis	Flebotromboza
Flegmón	Flegmona
Flexibilidad anormal	Abnormalna gibljivost
Flujo (descarga, secreción)	Iscjedak
Flujo vaginal	Vaginalni iscjedak
Fobia	Fobija
Foliculitis	Folikulitis
Forúnculo (furúnculo)	Furunkul (čir na koži)
Fotofobia (intolerancia a la luz)	Fotofobija (strah od svjetla)
Fractura abierta	Otvoreni prijelom kosti
Fractura cominuta	Kominutivni prijelom kosti
Fractura de clavícula	Prijelom ključne kosti
Fractura de costilla	Prijelom rebra
Fractura de cúbito	Prijelom lakatne kosti
Fractura de cuello del fémur	Prijelom vrata bedrene kosti
Fractura de cuello del húmero	Prijelom vrata nadlaktične kosti
Fractura de cuerpo vertebral	Prijelom trupa kralješka
Fractura de epicóndilo humeral	Prijelom kondila nadlaktične kosti
Fractura de escafoides (fractura navicular)	Prijelom navikularne kosti
Fractura de escápula	Prijelom lopatice
Fractura de falange del dedo	Prijelom članka prsta
Fractura de fémur	Prijelom bedrene kosti
Fractura de hueso	Prijelom kosti (fraktura kosti)
Fractura de la base del cráneo	Prijelom baze lubanje
Fractura de la cabeza del radio	Prijelom glavice palčane kosti
Fractura de la diáfisis del fémur	Prijelom dijafize bedrene kosti
Fractura de la rótula	Prijelom ivera (prijelom patele)
Fractura de los huesos del dedo gordo del pie	Prijelom falange nožnog palca
Fractura de maxilar y/o mandíbula	Prijelom gornje i/ili donje čeljusti
Fractura de metatarso	Prijelom kosti stopala
Fractura de olécranon	Prijelom lakatnog vrha (prijelom olekranona)
Fractura de pelvis	Prijelom zdjelice
Fractura de radio y cúbito	Prijelom obje podlaktične kosti
Fractura de tibia	Prijelom goljenične kosti
Fractura de tibia y peroné	Prijelom obje kosti potkoljenice
Fractura de tobillo	Prijelom gležnja
Fractura del calcáneo	Prijelom petne kosti
Fractura del húmero	Prijelom nadlaktice
Fractura del peroné	Prijelom lisne kosti
Fractura del radio	Prijelom palčane kosti
Fractura diafisaria del húmero	Prijelom nadlaktice u području dijafize
Fractura distal del radio	Prijelom palčane kosti loco typico
Fractura en rama verde	Prijelom mlade kosti
Fractura espiral	Spiralni prijelom kosti
Fractura incompleta	Nepotpuni prijelom kosti (napuknuće kosti)
Fractura oblicua	Kosi prijelom kosti
Fractura por estrés	Prijelom zamora

Español	Hrvatski
Fractura por estrés de la tibia	Prijelom zamora goljenične kosti
Fractura repetida	Opetovani prijelom kosti
Fractura simple	Jednostavni prijelom kosti
Fractura supracondilar del fémur	Suprakondilarni prijelom bedrene kosti
Fractura supracondilar del húmero	Suprakondilarni prijelom nadlaktice
Fractura supramaleolar de tibia y peroné	Supramaleolarni prijelom potkoljenice
Fractura transversal	Poprečni prijelom kosti
Fractura-dislocación	Prijelom kosti s pomakom
Fracturas espontáneas	Spontane frakture
Frigidez	Frigidnost
Fusión congenita de vértebras cervicales (síndrome de Klippel-Feil)	Srašteni vrat (sindrom Klippel-Feil)
Galactorrea	Galaktoreja
Ganas de vomitar	Podražaj na povraćanje
Gangrena	Gangrena
Gangrena de Fournier	Fournierova gangrena
Gangrena gaseosa	Plinska gangrena
Gangrena húmeda	Vlažna gangrena
Gangrena seca	Suha gangrena
Gasto urinario excesivo (poliuria)	Učestalo mokrenje velikih količina mokraće (poliurija)
Gastroenteritis	Gastroenteritis
Genu valgo	Genu valgum
Genu varum	Genu varum
Giardiasis (lambliasis)	Lamblijaza (giardijaza)
Gigantismo	Divovski stas
Ginecomastia	Ginekomastija
Glaucoma	Glaukom
Glioblastoma	Glioblastom
Glioma	Gliom
Gliosis	Glioza
Glomerulonefritis	Glomerulonefritis
Gonadoblastoma	Gonadoblastom
Gonorrea (blenorragia, blenorrea)	Gonoreja (kapavac, triper)
Gota (enfermedad gotosa)	Ulozi (giht)
Goteo nasal (rinorrea)	Curenje iz nosa (rinoreja)
Granulocitosis	Granulocitoza
Gripe (gripa, influenza)	Gripa (influenca)
Gripe aviar H5N1	Ptičja gripa podtip H5N1
Gripe española	Španjolska gripa
Gripe porcina (influenza porcina, gripe del cerdo)	Svinjska gripa
Hambre	Glad
Heces acuosas	Vodenasta stolica
Heces amarillas	Žuta stolica
Heces de color rojo	Crvena stolica
Heces negras (melena)	Crna stolica (melena)
Heces verdes	Zelenkasta stolica
Hemangioendotelioma	Hemangioendoteliom
Hemangioma	Hemangiom
Hemangioma capilar (marca de fresa)	Kapilarni hemangiom
Hemangioma cavernoso	Kavernozni hemangiom
Hematoma	Hematom
Hematoma epidural	Epiduralni hematom
Hematoma intracerebral	Intracerebralni hematom
Hematoma subdural	Subduralni hematom
Hemicránea crónica paroxismal	Kronična paroksizmalna hemikranija (Sjaastadov sindrom)
Hemivértebra	Hemivertebra
Hemocromatosis	Hemokromatoza
Hemofilia	Hemofilija
Hemoglobina en orina (hemoglobinuria)	Hemoglobina u urinu (hemoglobinurija)
Hemoneumotórax	Hemopneumotoraks
Hemorragia arterial	Arterijsko krvarenje
Hemorragia de oído (otorragia)	Krvarenje iz uha
Hemorragia epidural	Epiduralno krvarenje
Hemorragia intracerebral	Intracerebralno krvarenje
Hemorragia subaracnoidea	Subarahnoidalno krvarenje
Hemorragia subdural	Subduralno krvarenje
Hemorroides	Hemoroidi
Hemosiderosis	Hemosideroza
Hemotórax	Hemotoraks
Hepatitis A	Hepatitis A
Hepatitis B	Hepatitis B
Hepatitis C	Hepatitis C
Hepatitis D	Hepatitis D
Hepatitis E	Hepatitis E
Hepatitis viral	Virusni hepatitis
Herida	Rana
Herida de bala	Prostrijelna rana
Herida por corte	Rezna rana (posjekotina)

Herida por mordedura	Ugrizna rana
Herida térmica	Termička rana
Hermafroditismo	Dvospolnost
Hernia	Kila (bruh, hernija)
Hernia de hiato	Hijatusna kila
Hernia de la pared abdominal	Kila vanjske trbušne stijenke
Hernia diafragmática	Dijafragmalna kila
Hernia discale	Hernija intervertebralnog diska
Hernia inguinal	Preponska kila
Hernia umbilical	Pupčana kila (umbilikalna hernija)
Herpangina	Herpangina
Herpes genital	Genitalni herpes
Herpes simple	Herpes simpleks
Herpes zóster (herpes zona)	Herpes zoster
Hidatidosis (equinococosis)	Ehinokokoza
Hidatidosis hepática	Ehinokokoza jetre
Hidatidosis pulmonar	Ehinokokoza pluća
Hidremia	Hidremija
Hidrocefalia	Hidrocefalus
Hidrocele	Hidrokela
Hidronefrosis	Hidronefroza
Hidrops	Hidrops
Hidrops vesicular	Hidrops žučnog mjehura
Hidrotórax	Hidrotoraks
Higroma	Higrom
Hinchazón	Oteklina
Hinchazón y gases (flatulencia, ventosidad)	Nadutost i vjetrovi
Hipema	Hifema
Hiperactividad	Hiperaktivnost
Hipercalcemia	Hiperkalcijemija
Hiperinsulinismo	Povišen inzulin u krvi (hiperinzulinizam)
Hipermetropía	Dalekovidnost
Hiperparatiroidismo	Hiperparatireoidizam
Hiperpituitarismo	Hiperpituitarizam
Hiperplasia benigna de próstata	Benigna hipertrofija prostate
Hiperplasia endometrial	Hiperplazija endometrija
Hiperplasia pseudoepiteliomatosa	Pseudoepieliematozna hiperplazija
Hiperpotasemia (hipercalemia)	Hiperkalijemija
Hipersensibilidad electromagnética	Elektromagnetska hipersenzibilnost
Hipertensión arterial pulmonar	Plućna hipertenzija
Hipertensión esencial	Esencijalna hipertenzija
Hipertensión intracraneal	Intrakranijalna hipertenzija
Hipertensión maligna	Maligna hipertenzija
Hipertensión portal	Portalna hipertenzija
Hipertensión renovascular	Renovaskularna hipertenzija
Hipertensión secundaria	Sekundarna hipertenzija
Hipertermia	Hipertermija
Hipertiroidismo	Hipertireoza
Hipertrofia	Hipertrofija
Hipertrofia ventricular	Ventrikularna hipertrofija
Hiperuricemia	Hiperurikemija
Hiperventilación	Hiperventilacija
Hipervitaminosis	Hipervitaminoza
Hipervolemia (aumento del volumen de sangre en la circulación)	Hipervolemija (porast volumena krvi u optoku)
Hipo	Štucavica
Hipoalbuminemia	Hipoalbuminemija
Hipocalcemia	Hipokalcijemija
Hipocaliemia	Hipokalijemija
Hipocondría	Hipohondrija
Hipoglicemia	Hipoglikemija
Hipoinsulinismo	Hipoinzulinizam
Hipoparatiroidismo	Hipoparatireodizam
Hipopituitarismo	Hipopituitarizam
Hipoplasia pulmonar	Hipoplazija plućnog režnja
Hipospadias	Hipospadija
Hipotensión y síncope	Hipotenzija i sinkope
Hipotermia	Pothlađenost (hipotermija)
Hipotiroidismo	Hipotireoza
Hipotonía	Hipotonija
Hipotonía muscular	Mišićna hipotonija
Hipoxia	Hipoksija
Hirsutismo	Hirzutizam
Histeria	Histerija
Histiocitoma fibroso	Fibrozni histiocitom
Histoplasmosis	Histoplazmoza
Hormigueo	Trnjenje
Ictericia	Žutica (ikterus)
Ictericia del recién nacido	Novorođenačka žutica
Ictericia obstructiva	Mehanički ikterus
Íleo	Ileus
Imbecilidad	Slaboumnost
Impétigo	Impetigo
Impotencia	Impotencija
Inanición	Izgladnjelost
Incapacidad de movimiento	Nemogućnost kretanja
Incapacidad para orinar	Nemogućnost mokrenja
Inconsciencia	Nesvjestica

Español	Croata
Incontinencia	Inkontinencija
Incontinencia urinaria	Urinarna inkotinencija
Incontinencia urinaria por estrés	Stres-inkontinencija urina
Incremento de la presión sanguínea (hipertensión)	Visoki krvni tlak (hipertenzija)
Indigestión	Probavne smetnje
Infarto	Infarkt
Infarto cerebral hemorrágico	Hemoragijski infarkt mozga
Infarto de miocardio	Infarkt miokarda
Infarto pulmonar	Infarkt pluća
Infección	Infekcija
Infección bacteriana	Bakterijska infekcija
Infección del hueso o médula ósea (osteomielitis)	Infekcija kosti ili koštane srži (osteomijelitis)
Infección por clamidia	Klamidijska infekcija
Infeccion por el virus del papilom humano (VPH)	Infekcija humanim papiloma virusom (HPV)
Infección por hongos	Gljivična infekcija
Infección respiratoria alta	Infekcija gornjih dišnih puteva
Infección viral	Virusna infekcija
Infertilidad	Neplodnost (sterilitet)
Infestación de gusanos (helmintiasis)	Infestacija crijevnim parazitima (helmintijaza)
Infestación por ladilla (ftiriasis)	Infestacija stidnim ušima (iftirijaza)
Infestación por piojos (pediculosis)	Infestacija ušima (ušljivost, pedikuloza)
Inflamación	Upala
Inflamación de la bursa (bursitis)	Upala sluzne vreće (burzitis)
Inflamación de la conjuntiva (conjuntivitis)	Upala sluznice oka (konjuktivitis)
Inflamación de la córnea (queratitis)	Upala rožnice (keratitis)
Inflamación de la córnea y de la conjuntiva (queratoconjuntivitis)	Upala rožnice i sluznice oka (keratokonjuktivitis)
Inflamación de la epiglotis (epiglotitis)	Upala epiglotisa (epiglotitis)
Inflamación de la fascia (fascitis)	Upala fascije (fasciitis)
Inflamación de la glándula tiroides (tiroiditis)	Upala štitnjače (tireoiditis)
Inflamación de la lámina intermedia del ojo (uveítis)	Upala srednje ovojnice oka (uveitis)
Inflamación de la laringe (laringitis)	Upala glasnica (laringitis)
Inflamación de la membrana sinovial (sinovitis)	Upala tetivne ovojnice (sinovitis)
Inflamación de la mucosa bucal (estomatitis)	Upala sluznice usta (stomatitis)
Inflamación de la mucosa gástrica (gastritis)	Upala želučane sluznice (gastritis)
Inflamación de la piel (dermatitis)	Upala kože (dermatitis)
Inflamación de la pleura (pleuritis, pleuresía)	Upala plućne ovojnice (pleuritis)
Inflamación de la próstata (prostatitis)	Upala prostate (prostatitis)
Inflamación de la retina (retinitis)	Upala mrežnice (retinitis)
Inflamación de la tráquea (traqueitis)	Upala dušnika (traheitis)
Inflamación de la uretra (uretritis)	Upala sluznice mokraćne cijevi (uretritis)
Inflamación de la vagina (vaginitis)	Upala rodnice (vaginitis)
Inflamación de la vejiga urinaria (cistitis)	Upala mokraćnog mjehura (cistitis)
Inflamación de la vesícula biliar (colecistitis)	Upala žučnog mjehura (holecistitis)
Inflamación de la vulva (vulvitis)	Upala stidnice (vulvitis)
Inflamación de la zona de inserción de un músculo (entesitis)	Upala hvatišta mišića (entezitis)
Inflamación de las amígdalas palatinas (amigdalitis)	Upala krajnika (tonzilitis)
Inflamación de las arterias (arteritis)	Upala stijenke arterije (arteritis)
Inflamación de las encías (gingivitis)	Upala desni (gingivitis)
Inflamación de las glándulas salivales (sialadenitis)	Upala žlijezda slinovnica (sialadenitis)
Inflamación de las meninges (meningitis)	Upala moždanih ovojnica (meningitis)
Inflamación de las venas (flebitis)	Upala vena (flebitis)
Inflamación de los bronquiolos (bronquiolitis)	Upala bronhiola (bronhiola)

Inflamación de los bronquios (bronquitis)	Upala bronhija (bronhitis)	Inflamación del pericardio (pericarditis)	Upala osrčja (perikarditis)
Inflamación de los ganglios linfáticos (linfadenitis)	Upala limfnog čvora (limfadenitis)	Inflamación del peritoneo (peritonitis)	Upala potrbušnice (peritonitis)
Inflamación de los pulmones (neumonía, pulmonía, neumonitis)	Upala pluća (pneumonija)	Inflamación del riñón (nefritis)	Upala bubrega (nefritis)
		Inflamación del seno (mastitis)	Upala dojke (mastitis)
Inflamación de los senos paranasales (sinusitis)	Upala sinusa (sinusitis)	Inflamación del testículo (orquitis)	Upala testisa (orhitis)
		Inflamación del timo (timitis)	Upala prsne žlijezde (timitis)
Inflamación de un tendón (tendinitis)	Upala tetive (tendinitis)	Inflamación granulomatosa	Granulomatozna upala (granulom)
Inflamación de un tendón y de su vaina (tenosinovitis)	Upala tetive s ovojnicom (tenosinovitis)	Ingestas descontroladas de alimentos (hiperfagia)	Prekomjerno jedenje (hiperfagija)
Inflamación de una articulación (artritis)	Upala zgloba (artritis)	Inmunodeficiencia	Sniženi imunitet
		Insolación	Sunčanica
Inflamación del apéndice (apendicitis)	Upala slijepog crijeva (apendicitis)	Insomnio	Nesanica
		Insuficiencia renal aguda	Akutno zatajenje bubrega
Inflamación del encéfalo (encefalitis)	Upala mozga (encefalitis)	Insuficiencia renal crónica	Kronično zatajenje bubrega
Inflamación del endocardio (endocarditis)	Upala srčane ovojnice (endokarditis)	Insuficiencia venosa cerebro-espinal crónica	Kronična cerebrospinalna venozna insuficijencija
Inflamación del endometrio (endometritis)	Upala endometrija maternice (endometritis)	Intolerancia a la lactosa	Nepodnošenje laktoze (netolerancija laktoze)
Inflamación del epidídimo (epididimitis)	Upala pasjemenika (epididimitis)	Intolerancia al gluten	Nepodnošenje glutena
Inflamación del glande del pene (balanitis)	Upala glavića penisa (balanitis)	Intoxicación alimentaria	Trovanje hranom
Inflamación del hígado (hepatitis)	Upala jetre (hepatitis)	Intoxicación alimentaria por estafilococo dorado	Stafilokokno trovanje hranom
Inflamación del laberinto del oído interno (laberintitis)	Upala labirinta u unutarnjem uhu (labirintitis)	Intoxicación por álcalis	Trovanje alkalima
		Intoxicación por alcohol	Trovanje alkoholom
Inflamación del miocardio (miocarditis)	Upala srčanog mišića (miokarditis)	Intoxicación por armas gaseosas	Trovanje bojnim otrovima
Inflamación del músculo esquelético (miositis)	Upala mišića (miozitis)	Intoxicación por armas químicas	Trovanje kemijskim oružjem
		Intoxicación por hierro	Trovanje željezom
Inflamación del nervio (neuritis)	Upala živca (neuritis)	Intoxicación por litio	Trovanje litijem
Inflamación del páncreas (pancreatitis)	Upala gušterače (pankreatitis)	Intoxicación por mariscos	Trovanje školjkašima
		Intoxicación por metanol	Trovanje metanolom
Inflamación del parametrio (parametritis)	Upala parametrija (parametritis)	Intoxicación por monóxido de carbono	Trovanje ugljičnim monoksidom

Intoxicación por paracetamol	Trovanje paracetamolom
Intoxicación por pescado	Trovanje ribom
Intoxicación por salicilatos	Trovanje salicilatima
Iridodiálisis	Iridodijaliza
Iritis	Iritis
Irradiación no-ionizante	Neionizirajuća ozračenost
Irradiación radioactiva	Radioaktivna ozračenost
Isosporiasis	Izosporijaza
Isquemia	Ishemija
Isquemia de miembros	Ishemični udovi
Isquemia miocárdica (angina de pecho)	Ishemijska bolest srca
Joroba	Grba
Kala azar (fiebre negra)	Kala-azar
Keratosis	Keratoza
Kernicterus (encefalopatía neonatal bilirrubínica)	Žutica moždanih jezgri
Kuru (muerte de la risa)	Kuru (smrtni smijeh)
Labio leporino (fisura labial)	Rascjep usne i nepca
Laceración	Razderotina
Laceración cerebral	Laceracija mozga
Laringoespasmo	Laringospazam
Leiomioma	Lejomiom
Leiomiosarcoma	Lejomiosarkom
Leishmaniasis	Lišmenijaza
Leishmaniasis cutánea (uta)	Orijentalni ulkus (kožna lišmenijaza)
Lengua más grande de lo normal (macroglosia)	Uvećani jezik (makroglosija)
Lepra	Lepra (guba)
Leptospirosis	Leptospiroza
Lesión de nervio	Oštećenje živca (lezija živca)
Lesión de nervio periférico	Oštećenje perifernog živca
Lesión deportiva	Sportska ozljeda
Lesión obstructiva del intestino delgado	Opstruktivna lezija tankog crijeva
Lesión por explosión	Eksplozivna rana
Lesiones de la cabeza y del cerebro	Ozljede glave i mozga
Lesiones mecánicas	Mehaničke ozljede
Lesiones por corriente eléctrica	Ozljede električnom strujom (strujni udar)
Lesiones por una explosión termonuclear	Termonuklearne ozljede
Lesiones químicas	Kemijske ozljede
Lesiones térmicas	Termičke ozljede
Leucemia	Leukemija
Leucemia linfática	Limfatična leukemija
Leucemia linfoblástica aguda	Akutna limfatična leukemija
Leucemia linfocítica crónica	Kronična limfocitna leukemija
Leucemia mieloide	Mijeloična leukemija
Leucemia mieloide aguda	Akutna mijeloična leukemija
Leucemia mieloide crónica	Kronična mijeloična leukemija
Leucemia monocítica	Monocitična leukemija
Leucocitosis	Leukocitoza
Leucodistrofia	Leukodistrofija
Leucoplaquia	Leukoplakija
Leucorrea	Bijelo pranje
Linfangioma	Limfangiom
Linfangiosarcoma	Limfangiosarkom
Linfedema	Limfedem (zastoj limfe)
Linfoma	Limfom
Linfoma no-Hodgkin	Non-Hodgkinov limfom
Lipodistrofia	Lipodistrofija
Lipoma	Lipom
Lipomatosis pancreática (reemplazo graso del páncreas)	Lipomatoza gušterače (masna infiltracija gusterače)
Liposarcoma	Liposarkom
Liquen plano	Lišaj (lichen planus)
Listeriosis	Listerioza
Lordosis	Lordoza
Lupus eritematoso sistémico	Sistemski lupus eritematozus
Luxación (lujación, dislocación)	Iščašenje (dislokacija, luksacija)
Luxación de la articulación acromioclavicular	Iščašenje akromio-klavikularnog zgloba
Luxación de la cadera	Iščašenje kuka
Luxación de la rodilla	Iščašenje koljena
Luxación de la rótula	Iščašenje čašice
Luxación del codo	Iščašenje lakta
Luxación del hombro	Iščašenje ramena
Luxación del tobillo	Iščašenje skočnog zgloba
Luxaciones de la mano y los dedos	Iščašenje zglobova šake i prstiju
Mal aliento (halitosis)	Zadah iz usta (halitoza)
Mal de garganta (inflamación de la faringe, faringitis)	Upala grla (grlobolja, faringitis)

Español	Hrvatski
Mal de mar	Morska bolest
Mal de montaña (mal de altura)	Visinska bolest
Malabsorción	Malapsorpcija
Malaria (paludismo)	Malarija
Malformación arteriovenosa cerebral	Anomalija moždanih krvnih žila
Malformación cardiaca congénita	Urođena srčana greška
Malformación del desarrollo cerebral	Anomalija u razvoju mozga
Manchas de Koplik	Koplikove pjege
Manía	Manija
Marcha arrastrando los pies	Teturav nesiguran hod
Mastitis quística crónica (enfermedad fibroquística)	Fibrocistična bolest dojke
Mastopatía	Mastopatija
Meduloblastoma	Meduloblastom
Megacolon	Megakolon
Melanoma	Melanom
Melasma (cloasma)	Kloazma (melazma)
Melioidosis	Melioidoza
Meningioma	Meningeom
Meningocele	Meningokela
Meningoencefalitis amebiana primaria	Primarni amebni meningoencefalitis
Meningoencefalitis de garrapata	Krpeljni meningoencefalitis
Meningoencefalocele	Meningoencefalokela
Meniscopatia	Meniskopatija
Menopausia	Menopauza (klimakterij)
Menstruación dolorosa (dismenorrea)	Bolna menstruacija (dismenoreja)
Mesotélioma	Mezoteliom
Mesotélioma sarcomatoide	Mezoteliosarkom
Metabolismo basal acelerado	Ubrzan bazalni metabolizam
Metabolismo basal lento	Usporen bazalni metabolizam
Metamorfosis grasa del hígado	Masna metarmofoza jetre
Metástasis	Metastaza
Metatarsalgia	Metatarzalgija (Mortonova metatarzalgija)
Meteoropatía	Meteoropatija
Mialgia cervical	Mijalgični sindrom vrata
Miastenia gravis	Miastenija gravis
Micción dolorosa (angurria)	Bol pri mokrenju (strangurija)
Micción frecuente	Učestalo mokrenje
Micetoma	Micetoma
Micosis	Mikoza
Mielomeningocele	Meningomijelokela
Migraña (jaqueca)	Migrena
Miliaria rubra (sarpullido por el calor)	Milijarija rubra
Milium (milia)	Milije (dječje akne)
Mioblastoma	Mioblastom
Miocardiopatía	Kardiomiopatija
Miocardiopatía alcohólica	Alkoholna kardiomiopatja
Miocardiopatía dilatada	Dilatacijska kardiomiopatija
Miocardiopatía hipertrófica	Hipertrofijska kardiomiopatija
Mioclono	Miokloničko trzanje (mioklonus)
Miogelosis	Miogeloza
Mioma	Miom
Miopía	Kratkovidnost
Miosarcoma	Miosarkom
Miositis osificante	Osificirajući miozitis
Miositis osificante progresiva	Progresivno okoštavanje mišića
Mixedema	Miksedem
Mixoma	Miksom
Mixosarcoma	Miksosarkom
Moco (mucus) nasal	Sekrecija iz nosa
Moco en las heces	Sluzava stolica
Molusco contagioso	Molusk
Mononucleosis infecciosa (fiebre glandular, enfermedad de Pfeiffer)	Mononukleoza (bolest poljupca)
Mordedura	Ugriz
Mordedura de gato	Ugriz mačke
Mordedura de perro	Ugriz psa
Mordedura de rata	Ugriz štakora
Mordedura de un animal enfermo de rabia	Ugriz bijesne životinje
Mordedura de víbora	Ugriz zmije
Mordedura de viuda negra	Ugriz crne udovice
Mordedura humana	Ugriz čovjeka (ljudski ugriz)
Moretón (equimosis)	Modrica (ekhimoza)
Movimientos involuntarios y rápidos de los ojos (opsoclonus)	Nekontrolirani pokreti očiju (opsoklonus)
Mucocele	Mukocela
Mucopolisacaridosis	Mukopolisaharidoza
Muermo	Sakagija
Muerte	Smrt
Muerte natural	Prirodna smrt
Muerte violenta	Nasilna smrt

Español	Hrvatski
Músculo flácido	Mlohavi mišić
Narcolepsia (síndrome de Gelineau, epilepsia del sueño)	Narkolepsija
Náusea	Mučnina
Necrosis	Nekroza
Necrosis fibrinoide	Fibrinoidna nekroza
Nefritis intersticial	Intersticijska upala bubrega
Nefropatía diabética	Dijabetična nefropatija
Nefrosis	Nefroza
Neumoconiosis	Pneumokonioza
Neumonía atípica	Atipična upala pluća
Neumonía bacteriana	Bakterijska upala pluća
Neumonía bronquial	Bronhopneumonija
Neumonía por Pneumocystis	Pneumocistična upala pluća
Neumonía viral	Virusna upala pluća
Neumotórax	Pneumotoraks
Neuralgia	Neuralgija
Neuralgia craneal	Neuralgija moždanih živaca
Neuralgia del trigémino	Neuralgija trigeminusa
Neurastenia	Neurastenija
Neurinoma	Neurinom
Neuroblastoma	Neuroblastom
Neuroborreliosis	Neuroborelioza
Neurofibromatosis de tipo 1 (enfermedad de Von Recklinghausen)	Von Recklinghausenova bolest
Neuroma	Neurom
Neuroma acústico	Neurom slušnog živca
Neuropatía	Neuropatija
Neuropatía diabética	Dijabetična neuropatija
Neurosis	Neuroza
Nevus (nevo)	Madež (nevus)
Nistagmo	Nistagmus
Nódulo de la hermana María José	Čvor sestre Mary Joseph (umbilikalna metastaza)
Nódulos de Heberden	Heberdenovi čvorići
Nudo	Kvržica
Nudosidades de Bouchard	Bouchardovi čvorići
Obesidad	Debljina (gojaznost)
Oclusión de la arteria de la retina	Blokada mrežnične arterije
Ojo vago (ambliopía)	Slabovidnost
Ojos llorosos	Suzenje očiju
Oligodendroglioma	Oligodendrogliom
Oligomenorrea	Oligomenoreja
Oncocercosis	Onkocerkijaza (riječno sljepilo)
Orina de color marrón	Smeđi urin
Orina de color rojo	Crveni urin
Orina turbia	Mutni urin
Orzuelo	Ječmenac
Oscilaciones del humor	Promjene raspoloženja
Ostéitis fibrosa quística	Fibrozna cistična upala kosti
Osteoartropatía hipertrófica (enfermedad de Bamberger-Marie)	Osteoartropatija hipertrofika Pierre Marie
Osteocondroma	Osteohondrom
Osteocondrosis juvenil	Juvenilna osteohondroza
Osteogénesis imperfecta (huesos de cristal)	Osteogeneza imperfekta (staklaste kosti)
Osteoma	Osteom
Osteomalacia	Osteomalacija
Osteomielitis luética	Luetični osteomijelitis
Osteomielitis micótica	Gljivični osteomijelitis
Osteopetrosis (enfermedad de los huesos de marmol)	Osteopetroza (zadebljane kosti, bolest mramornih kostiju)
Osteoporosis	Osteoporoza
Osteosarcoma	Osteosarkom
Osteosclerosis	Osteoskleroza
Ovulación dolorosa	Bolna ovulacija (mittelschmerz)
Padrastro	Zanoktica
Palidez	Bljedilo
Palmas de las manos calientes y mojadas	Topli i vlažni dlanovi
Palpitación	Lupanje srca (palpitacije)
Panadizo	Panaricij
Pancreas aberrante	Aberantni pankreas
Paperas (parotiditis)	Zaušnjaci (mumps, parotitis)
Papiloma	Papilom
Paracoccidioidomicosis	Parakokcidioidomikoza (brazilska blastomikoza)
Parafimosis	Parafimoza
Paragonimosis (paragonimiasis)	Paragonimijaza
Parálisis	Paraliza (oduzetost, kljenut)
Parálisis cerebral	Cerebralna paraliza
Parálisis de Bell	Bellova paraliza
Parálisis de la parte inferior del cuerpo (paraplejía)	Oduzetost donjih ekstremiteta (paraplegija)

Español	Hrvatski
Parálisis de partes simétricas del cuerpo (diplejía)	Oduzetost simetričnih dijelova tijela (diplegija)
Parálisis de una mitad lateral de cuerpo (hemiplejía)	Oduzetost jedne polovine tijela (hemiplegija)
Parálisis en brazos y piernas (tetraplejía, cuadriplejia)	Oduzetost gornjih i donjih ekstremiteta i torza (kvadriplegija, tetraplegija)
Paranoia	Paranoja
Paresis	Pareza
Paro cardiaco (parada cardiorrespiratoria)	Zastoj srca (srčani arest)
Paroniquia	Paronihija
Pecho hundido (pectus excavatum)	Udubljena prsa (ljevkasta prsa)
Pectus carinatum	Kokošja prsa
Pénfigo	Pemfigo
Pérdida de capacidad de producir lenguaje (afasia)	Gubitak sposobnosti govora (afazija)
Pérdida de fuerza muscular (astenia)	Gubitak mišićne snage (astenija)
Pérdida de la capacidad auditiva	Gubitak sluha
Pérdida de la memoria	Gubitak pamćenja
Pérdida de la mitad del campo visual (hemianopsia)	Gubitak polovice vidnog polja (hemianopsija)
Pérdida de peso	Mršavljenje
Pérdida de pulso	Gubitak pulsa
Pérdida de sangre a través del ano (rectorragia)	Krvarenje iz analnog otvora
Pérdida de sangre mayor durante la menstruación (menorragia)	Abnormalno velik gubitak krvi tijekom mjesečnice (menoragija)
Pérdida de sangre por la nariz (epistaxis)	Krvarenje iz nosa (epistaksa)
Pérdida de sangre uterina (metrorragia)	Krvarenje iz maternice (metroragija)
Pérdida del apetito	Gubitak apetita
Pérdida del sentido del gusto (ageusia)	Gubitak osjeta okusa
Pérdida del sentido del olfato (anosmia)	Gubitak osjeta mirisa
Pérdida del sentido del tacto	Gubitak osjeta dodoira
Perforación del tímpano	Puknuće bubnjića (perforacija bubnjića, timpanoreksija)
Periodontitis (piorrea)	Parodontoza
Peste	Kuga
Petequia	Petehije
Pezón invertido	Uvućena bradavica
Pian (frambesia)	Frambezija
Picadura de araña	Ugriz pauka
Picadura de escorpión	Ugriz škorpiona
Picadura de garrapata infectada	Ugriz zaraženog krpelja
Picadura de hormiga	Ugriz mrava
Picadura de mosquito infectado	Ugriz zaraženog komarca
Pie calcáneo	Petno stopalo
Pie cavo (pes cavus)	Izdubljeno stopalo (pes excavatus)
Pie equino	Balerinsko stopalo (pes equinus)
Pie quinovaro (talipes equinovarus, pie bot, pie retorcido)	Čopavo stopalo (uvrnuto stopalo, pes equinovarus)
Pie plano (pes planus, arcos vencidos)	Spušteno stopalo (pes planus)
Pie valgo	Izvrnuto stopalo (pes valgus)
Piedra en el riñon (cálculo renal, litiasis renal)	Bubrežni kamenac (nefrolitijaza)
Pielonefritis (infección urinaria alta)	Pijelonefritis (infekcija bubrega)
Pilorospasmo	Pilorospazam
Pinta	Pinta
Pinzamiento anterolateral del tobillo	Prednji sindrom sraza gornjeg nožnog zgloba
Pionefrosis	Pionefroza
Piromanía	Piromanija
Pitidos en el oído (acúfeno, tinnitus)	Zujanje u ušima (tinitus)
Placa dental	Zubni kamenac
Plasmacitoma (mieloma múltiple)	Plazmocitom (multipli mijelom)
Policitemia	Policitemija
Polidactilia	Polidaktilija
Polimialgia reumática	Reumatska polimialgija
Polimiositis	Polimiozitis
Poliomielitis (parálisis infantil)	Dječja paraliza (polio, poliomijelitis)
Pólipo	Polip
Pólipo cervical	Polip na grliću maternice
Pólipo de colon	Polip na debelom crijevu
Pólipo de las cuerdas vocales	Polip na glasnicama
Pólipo endometrial	Polip maternice
Pólipo nasal	Polip u nosu (nosni polip)

Español	Hrvatski
Porfiria	Porfirija
Presencia de pus en la orina (piuria)	Gnoj u urinu (piurija)
Presión sanguínea baja (hipotensión)	Nizak krvni tlak (hipotenzija)
Primera menstruación (menarquia)	Prva mjesečnica (menarha)
Proctitis	Proktitis
Prolapso del útero	Prolaps maternice (spuštena maternica)
Prolapso rectal	Prolaps rektuma
Proteinosis alveolar pulmonar	Alveolarna proteinoza pluća
Proteinuria	Bjelančevine u urinu (proteinurija)
Prurito (picazón, comezón, rasquiña)	Svrbež
Psiconeurosis	Psihoneuroza
Psicopatía	Psihopatija
Psicosis	Psihoza
Psitacosis (fiebre del loro)	Psitakoza
Psoriasis	Psorijaza
Pubertad precoz	Preuranjeni pubertet
Pulmón de granjero	Farmerska pluća
Pulso acelerado	Ubrzani puls
Pupilas dilatadas	Proširene zjenice
Pupilas pequeñas	Sužene zjenice
Púrpura	Purpura
Púrpura trombocitopénica trombótica	Trombotska trombocitopenična purpura
Pus	Gnoj
Pústula	Gnojni mjehurić
Queloide	Keloid
Quemadura	Opeklina
Quemadura de medusa	Opeklina od meduze
Quemadura eléctrica	Opeklina od strujnog udara
Queratosis actínica	Aktinička keratoza
Queratosis seborreica	Seboreična keratoza
Quilotórax	Hilotoraks
Quiste	Cista
Quiste de páncreas	Cista na gušterači
Quiste de riñón	Cista na bubregu
Quiste de tiroides	Cista na štitnjači
Quiste dermoide	Dermoidna cista
Quiste ovárico	Cista na jajniku
Quiste pilonidal	Pilonidalna cista
Quiste sebáceo	Lojna cista
Quiste tirogloso	Cista na tireoglosnom vodu
Rabdomioma	Rabdomiom
Rabdomiosarcoma	Rabdomiosarkom
Rabia	Bjesnoća (rabies)
Rango de movimiento articular limitado	Ograničena pokretljivost zgloba
Raquitismo	Rahitis
Raquitismo renal	Bubrežni rahitis
Rasguño	Ogrebotina
Regreso del contenido alimentario a través del esófago (regurgitación)	Vraćanje hrane iz želuca u usta (regurgitacija)
Relación sexual dolorosa (coitalgia, dispareunia)	Bol pri snošaju
Resfriado común (resfrío)	Prehlada (hunjavica)
Respiración de Biot	Biotovo disanje
Respiración de Kussmaul	Kussmaulovo disanje
Respiración periódica (respiración de Cheynes-Stokes)	Periodično disanje (Cheyne-Stokesovo disanje)
Respiración rápida (taquipnea)	Ubrzano disanje (tahipnea)
Respiración superficial	Površinsko plitko disanje
Respuestas psicofisiológicas lentas	Psihofizička usporenost
Retención de orina	Zastoj urina (urinarna retencija)
Reticulosarcoma (sarcoma reticuloendotelial)	Retikuloendotelijalni sarkom
Retinitis pigmentosa	Pigmentna distrofija mrežnice
Retinopatía de la prematuridad	Retrolentalna fibroplazija
Retinopatía diabética	Dijabetična retinopatija
Retorcimiento anormal del intestino (vólvulo)	Zapletaj crijeva
Retraso de la pubertad	Zakašnjeli pubertet
Retraso mental	Mentalna retardacija
Retroversión del útero	Retrovertirani uterus
Reumatismo extraarticular	Izvanzglobni reumatizam
Rickettsiosis	Rikecioza
Rigidez de las articulaciones	Zakočenost zgloba
Rigidez de nuca (cuello rígido)	Kočenje šije (ukočeni vrat)
Rinitis	Rinitis
Rinitis alérgica	Alergijski rinitis
Rinitis vasomotora	Vazomotorni rinitis
Riñón de herradura (fusión en los riñones)	Potkovičasti bubreg
Riñón flotante (ptosis renal, nefroptosis)	Spušteni bubreg (putujući bubreg, nefroptoza)
Rizartrosis	Rizartroza

Español	Hrvatski
Rodilla de nadador de pecho (bursitis de la pata de ganso)	Plivačko koljeno
Rodilla de saltador (tendinopatía rotuliana)	Podraženo koljeno (skakačko koljeno)
Ronquera	Promuklost
Rosácea	Rozacea
Roséola (exantema súbito)	Rozeola infantum (egzantema subitum, šesta bolest)
Rubéola	Rubeola (crljenac)
Ruptura (rotura)	Prsnuće (puknuće, razdor, ruptura)
Ruptura de la vejiga urinaria	Rascjep mokraćnog mjehura
Ruptura de ligamento	Puknuće ligamenta
Ruptura de ligamento cruzado anterior	Razdor prednje ukrižene sveze koljenskog zgloba
Ruptura de menisco	Razdor meniskusa
Ruptura del aneurisma	Prsnuće aneurizme
Ruptura del bazo	Ruptura slezene
Ruptura del manguito rotador	Razdor rotatorne manžete ramenog zgloba
Ruptura del tendón	Puknuće tetive
Ruptura del tendón de Aquiles	Puknuće Ahilove tetive
Ruptura muscular	Rastrgnuće mišića (ruptura mišića)
Sabañón	Smrzotina
Saco de hernia (saco herniario)	Kilna vreća
Salida de líquido cerebroespinal por el oído (otoliquorrea)	Curenje likvora na uho (cerebrospinalna otoreja)
Salida de líquido cerebroespinal por la nariz (rinoliquorrea)	Curenje likvora na nos (cerebrospinalna rinoreja)
Salmonelosis	Salmoneloza
Sangrado externo (hemorragia externa)	Vanjsko krvarenje
Sangrado interno (hemorragia interna)	Unutarnje krvarenje
Sangrado interno de las articulaciones (hemartrosis)	Krvarenje u zglob (hemartroza)
Sangrado venoso (hemorragia venosa)	Vensko krvarenje
Sangre en el esputo (hemoptisis)	Krvavi iskašljaj (hemoptiza)
Sangre en el líquido cefalorraquídeo	Krv u likvoru
Sangre en la orina (hematuria)	Krv u urinu (hematurija)
Sangre en las heces (hematochezia)	Krv u stolici (hematohezija)
Sarampión	Ospice (morbili)
Sarcoidosis (enfermedad de Besnier-Boeck)	Sarkoidoza
Sarcoma	Sarkom
Sarcoma botrioide	Botrioidni sarkom
Sarcoma de Ewing	Ewing sarkom (endoteliosarkom)
Sarcoma de Kaposi	Kaposijev sarkom (endoteliosarkom)
Sarcoma sinovial	Sinovijalni sarkom
Sarcopenia	Sarkopenija
SARM	SARM
Sarpullido (erupción, eccema)	Osip
Seborrea	Seboreja
Sed	Žed
Semicoma	Semikoma
Sensación de "zapatos apretados"	Osjećaj "tijesnih cipela"
Sensación de ardor	Pećenje (žarenje)
Sensación de miedo	Osjećaj straha
Sensación exagerada de los estímulos táctiles (hiperestesia)	Preosjetljivost na podražaj (hiperestezija)
Sensibilidad al dolor (algesia)	Osjetljivost na bol (algezija)
Sepsis	Sepsa
Septicemia	Septikemija
Sequedad de la boca (xerostomía)	Suha sluznica usta
Sequedad de los ojos (xeroftalmia)	Suhe oči (kseroftalmija)
Shigelosis	Šigeloza
Sialorrea (ptialismo)	Slinjenje
SIDA (síndrome de inmunodeficiencia adquirida)	SIDA (sindrom stečene imunodeficijencije, AIDS)
Siderosis	Sideroza
Sífilis	Sifilis (lues)
Silicosis	Silikoza
Síncope	Sinkopa
Sindactilia	Sindaktilija
Síndrome braquial	Brahijalni sindrom bolne nadlaktice
Síndrome carcinoide	Karcinoidni sindrom
Síndrome cervical	Cervikocefalni sindrom
Síndrome cérvico-braquial	Sindrom vrat-rame (cervikobrahijalni sindrom)
Síndrome compartimental	Sindrom fascijalnog prostora

Español	Hrvatski
Síndrome de abstinencia	Apstinencijska kriza
Síndrome de alcoholismo fetal	Fetusni alkoholni sindrom
Síndrome de aplastamiento (síndrome de crush)	Crush-sindrom
Síndrome de bebé flácido	Sindrom mlohavog djeteta
Síndrome de Behçet	Behçetova bolest
Síndrome de Cushing (hipercortisolismo)	Cushingov sindrom (hiperkortikolizam)
Síndrome de decompresión (enfermedad de los buzos, mal de presión)	Dekompresijska bolest (kesonska bolest)
Síndrome de DeQuervain	Sindrom bubnjarskog palca (Morbus DeQuervain)
Síndrome de distrés respiratorio	Respiratorni distres sindrom
Síndrome de dolor inguinal	Sindrom bolnih prepona
Síndrome de Down	Downov sindrom (mongoloidizam)
Síndrome de Edwards (trisomía del 18)	Trisomija 18D (Edwardsov sindrom)
Síndrome de Eisenmenger	Eisenmengerov sindrom
Síndrome de fatiga crónica	Sindrom kroničnog umora
Síndrome de fricción de la banda iliotibial	Sindrom trenja iliotibijalnog traktusa
Síndrome de Goodpasture	Goodpastureov sindrom
Síndrome de Guillain-Barré	Guillain-Barréov sindrom
Síndrome de intestino irritable (colon irritable, colon espástico)	Sindrom iritabilnog crijeva (spastični kolon)
Síndrome de isquiosurales cortos	Sindrom stražnje lože natkoljenice (sindrom hamstringsa)
Síndrome de la clase turista	Sindrom ekonomske klase
Síndrome de Legg-Calvé-Perthes	Legg-Calvé-Perthesova bolest
Síndrome de Leriche	Lericheov sindrom
Síndrome de Marfan	Marfanov sindrom
Síndrome de McCune-Albright	Albrightov sindrom
Síndrome de muerte súbita del lactante (muerte en cuna)	Sindrom iznenadne smrti dojenčeta
Síndrome de Patau (trisomía en el par 13)	Trisomija 13D (Patauov sindrom)
Síndrome de pinzamiento posterior del tobillo	Sindrom sraza stražnjeg nožnog zgloba
Síndrome de Reiter (artritis reactiva)	Reiterov sindrom
Síndrome de Reye	Reyeov sindrom
Síndrome de Sjögren	Sjögrenov sindrom
Síndrome de sobreuso	Sindrom prenaprezanja
Síndrome de Tourette	Touretteov sindrom
Síndrome de Turner	Turnerov sindrom
Síndrome del conflicto subacromial	Sindrom sraza ramena (subakromijalni sindrom sraza)
Síndrome del estrecho torácico	Torakalni sindrom
Síndrome del maullido del gato (síndrome de Lejeune)	Sindrom mačjeg krika
Síndrome del tibial posterior	Sindrom stražnjeg tibijalnog mišića
Síndrome del túnel carpiano	Sindrom karpalnog tunela
Síndrome del túnel cubital	Sindrom kopljaškog lakta
Síndrome del túnel tarsiano	Sindrom tarzalnog kanala
Síndrome doloroso	Bolni sindrom
Síndrome hepatorrenal	Hepatorenalni sindrom
Síndrome mielodisplásico (preleucemia)	Mijelodisplastični sindrom
Síndrome nefrótico	Nefrotski sindrom
Síndrome occipital (neuralgia occipital)	Okcipitalna neuralgija
Síndrome por explosion	Blast-sindrom
Síndrome postrombótico	Posttrombotički sindrom
Síndrome premenstrual	Predmenstruacijski sindrom (PMS)
Síndrome prodrómico	Predsimptom bolesti prije nego se bolest razvije
Síndrome respiratorio agudo severo (SRAS, SARS)	Sindrom akutne respiratorne insuficijencije (SARS)

Español	Hrvatski
Sinostosis radiocubital	Radioulnarna sinostoza
Sinovioma	Sinoviom
Siringomielia	Siringomijelija
Sobredosis de medicamentos	Predoziranje lijekom
Sobredosis por droga	Predoziranje drogom
Sofocos	Valovi vrućine (valunzi)
Somnolencia	Pospanost (somnolencija)
Sonambulismo (noctambulismo)	Mjesečarenje (somnambulizam)
Sonido de tripas (borborigmo)	Kruljenje u želucu
Soplo del corazón	Šum na srcu
Sopor	Sopor
Sorberse la nariz (moqueo)	Šmrcanje
Sordera	Gluhoća
Sudor nocturno	Noćno znojenje
Supresión de la secreción de orina	Prestanak lučenja urina
Talasemia	Talasemija
Tamponamiento cardíaco (tamponamiento pericárdiaco)	Tamponada perikarda
Tapón de cerumen	Ceruminozni čep
Taquicardia	Tahikardija
Temblor	Drhtanje (tremor)
Temblor en las manos	Drhtanje ruku
Temperatura corporal baja (hipotermia)	Snižena temperatura tijela (hipotermija)
Tendinitis de Aquiles	Ahilodinija (tendinitis Ahilove tetive)
Tendinitis de los extensores de los dedos	Tendinitis ekstenzora prstiju stopala
Tendinitis del flexor hallucis longus	Tendinitis plesača (tendinitis dugog pregibača palca)
Tendinitis en el antebrazo	Veslačka podlaktica (tendinitis podlaktice)
Tendinitis poplítea	Sindrom m. popliteusa
Tendinitis por sobreuso en el tendón de Aquiles	Sindrom prenaprezanja Ahilove tetive
Tendinopatía tibial posterior	Tendinitis stražnjeg tibijalnog mišića
Tendinosis (lesión crónica del tendón)	Tendinoza (kronična ozljeda tetive)
Tener gases (flatulencia)	Puštanje vjetra (flatulencija, plinovi)
Tensión de la pared abdominal	Napetost trbušne stijenke
Teratocarcinoma	Teratokarcinom
Teratoma	Teratom
Tetania	Tetanija
Tétanos (tétano)	Tetanus (zli grč)
Tetralogía de Fallot	Fallotova tetralogija
Tic	Tik
Tifus endémico murino	Štakorski pjegavac
Tifus exantemático epidémico	Trbušni tifus (epidemjski tifus, pjegavac)
Tiña corporal (tinea corporis)	Tinea corporis
Tiña crural (tinea cruris)	Gljivična infekcija prepona (tinea cruris)
Tiña de la cabeza (tinea capitis)	Gljivična infekcija vlasišta (tinea capitis)
Tiña del pie (pie de atleta, tinea pedis)	Atletsko stopalo (gljivična infekcija stopala, tinea pedis)
Tiña favosa (favus, tinea favosa)	Tinea favosa (favus)
Tiña versicolor (pitiriasis versicolor)	Pitirijaza (svjetlije mrlje na osunčanoj koži, Tinea versicolor)
Tiroiditis de Hashimoto	Hashimotov sindrom
Tiroiditis de Riedel	Riedelov tireoiditis
Tirotoxicosis	Tireotoksikoza (tireotoksična oluja)
Torpeza en las extremidades	Tupost u udovima
Torsión del hueso	Savijanje kosti
Torsión testicular	Torzija testisa
Tortícolis	Krivi vrat (tortikolis)
Tos	Kašalj
Tos ferina (coqueluche)	Hripavac (pasji kašalj, pertussis)
Tos productiva	Produktivni kašalj
Tos seca (tos perruna)	Suhi kašalj
Tóxico-infección por Clostridium perfringens	Toksična infekcija Clostridium perfringensom
Toxocariasis	Toksokarijaza
Toxoplasmosis	Toksoplazmoza
Tracoma	Trahom
Transpiración (sudación)	Znojenje
Transplante de riñón	Transplantacija bubrega
Transposición de la aorta	Transpozicija aorte
Transposición de la arteria pulmonar	Transpozicija plućne arterije
Transposición de los grandes vasos	Transpozicija velikih žila
Trastorno alimentario	Poremećaj ishrane

Español	Hrvatski
Trastorno bipolar (psicosis maníaco-depresiva)	Bipolarni poremećaj (manično-depresivna psihoza)
Trastorno de la audición	Poremećaj sluha
Trastorno de la capacidad para oír de las personas envejecen (presbiacusia)	Staračka nagluhost (prezbiakuzija)
Trastorno de la diferenciación sexual	Poremećaj spolne diferencijacije
Trastorno de la micción	Poremećaj mokrenja
Trastorno de la visión	Poremećaj vida
Trastorno de movimiento	Poremećaj kretanja
Trastorno de personalidad	Poremećaj osobnosti
Trastorno del comportamiento	Poremećaj ponašanja
Trastorno del equilibrio	Poremećaj ravnoteže
Trastorno del lenguaje (disfasia)	Otežan govor (disfazija)
Trastorno del sueño	Poremećaj spavanja
Trastorno límite de la personalidad	Granični poremećaj osobnosti
Trastorno menstrual	Menstrualne smetnje
Trastorno por déficit de atención	Poremećaj koncentracije
Trastorno por estrés postraumático	Posttraumatski stresni poremećaj (PTSP)
Trichomonas vaginalis	Trihomonazni vaginitis
Trichomoniasis	Trihomonijaza
Tripanosomiasis	Tripanosomijaza
Tripanosomiasis africana (enfermedad del sueño)	Afrička tripanosomijaza (bolest spavanja)
Triquinelosis (triquinosis)	Trihinoza (trihineloza)
Trombocitopenia	Trombocitopenija
Tromboembolismo	Tromboembolija
Tromboflebitis	Tromboflebitis
Trombosis	Tromboza
Trombosis venosa	Venska tromboza
Tsutsugamushi (fiebre fluvial japonesa, tifus de los matorrales)	Japanska riječna groznica (Tsutsugamushi groznica)
Tuberculosis (tisis, TBC)	Tuberkuloza (sušica, TBC)
Tuberculosis ganglionar (linfadenitis tubercular)	Tuberkuloza limfnih čvorova
Tuberculosis hepática	Tuberkuloza jetre
Tuberculosis intestinal	Tuberkuloza crijeva
Tuberculosis ósea	Tuberkuloza kosti
Tuberculosis pulmonar	Tuberkuloza pluća
Tuberculosis renal	Tuberkuloza bubrega
Tuberculosis urogenital	Urogenitalna tuberkuloza
Tularemia (fiebre de los conejos)	Tularemija (zečja groznica)
Tumor	Tumor
Tumor benigno	Dobroćudni tumor (benigni tumor)
Tumor de Brenner	Brennerov tumor
Tumor de células de la granulosa (tumor de teca-granulosa)	Granuloza tumor
Tumor de células de Sertoli-Leydig (arrenoblastoma)	Androblastom (tumor Sertoli-Leydigovih stanica)
Tumor de células gigantes (osteoclastoma)	Gigantocelularni tumor (osteoklastom)
Tumor de saco vitelino	Tumor žumanjčane vreće (endodermalni sinus tumor)
Tumor de Wilms (nefroblastoma)	Wilmsov tumor (nefroblastom)
Tumor glómico (glomangioma)	Glomus-tumor
Tumor maligno (cáncer)	Zloćudni tumor (maligni tumor, rak)
Tumor mixto	Mješoviti tumor
Tumor mixto maligno	Mješoviti maligni tumor
Tumor urogenital	Urogenitalni tumor
Tungiasis	Tungijaza
Úlcera (llaga)	Čir (ulkus)
Úlcera de decúbito	Dekubitus
Úlcera duodenal	Čir na dvanaesniku
Úlcera gástrica	Čir na želucu
Úlcera isquémica	Ishemična ulceracija
Úlcera perforada	Puknuće čira (perforacija ulkusa)
Úlcera varicosa	Varikozni ulcer (venski ulcer)
Uña encarnada (onicocriptosis)	Urasli nokat (ungvis inkarnatus)
Uremia (acumulación en la sangre de los productos tóxicos por un fallo renal)	Uremija (autointoksikacija radi nelučenja urina)
Urticaria	Koprivnjača (urtikarija)
Vaginosis bacteriana	Bakterijska infekcija rodnice (bakterijska vaginoza)
Varicela	Vodene kozice (varičela)

Español	Hrvatski
Varices	Proširene vene
Varices del cuello	Proširene vratne vene
Varices esofágicas	Proširene vene jednjaka (flebektazije)
Varicocele	Varikokela
Venas varicosas de las piernas	Proširene vene na nogama
Verruga	Bradavica (virusna bradavica)
Verruga genital (condiloma acuminata)	Genitalna bradavica (venerična bradavica)
Vértigo	Vrtoglavica
Vértigo posicional paroxístico benigno	Benigna pozicijska vrtoglavica
Vibraciones mano brazo (dedo blanco inducido por vibraciones)	Vibracijski sindrom šaka-ruka
Viruela	Velike boginje (crne boginje, variola vera)
Visión doble (diplopía)	Dvoslike
Vista cansada por la edad (presbiopía)	Staračka dalekovidnost (prezbiopija)
Vitíligo	Vitiligo
Vómito (emesis)	Povraćanje
Vómito de sangre (hematemesis)	Povraćanje krvi (hematemeza)
Vómito sin náusea (vómito cerebral)	Povraćanje bez mučnine (povraćanje u luku, cerebralno povraćanje)
Xantelasma	Ksantelazma
Xantoma	Ksantom
Zoonosis	Zoonoza

FARMACIA — LJEKARNA

Español	Hrvatski
A mediodía	U podne
Aceite de almendras dulces	Bademovo ulje
Aceite de jojoba	Jojobino ulje
Aceite de ricino	Ricinusovo ulje
Aceite esencial	Eterično ulje
Aceite mineral	Mineralno ulje
Ácido bórico	Borova otopina
Ácido graso omega 3	Omega-3 masne kiseline
Adrenalina	Adrenalin
Aerosol	Aerosol
Agente antiarrítmico	Antiaritmik
Aguja	Igla
Alcol	Alcohol
Alergia al medicamento	Alergija na lijek
Algodón hidrófilo	Vata
Aminofilina	Aminofilin
Ampicilina	Ampicilin
Ampolla (recipiente)	Ampula
Analgésico	Analgetik
Anestésico	Anestetik
Antiácido	Antacid
Antialérgico	Antialergik
Antianémico	Antianemik
Antibiótico	Antibiotik
Anticoagulante	Antikoagulans
Anticonceptivo	Kontraceptiv
Anticonceptivo de emergencia (contracepción poscoital)	Pilula za "dan poslije" (postkoitalna kontracepcija, hitna kontracepcija)
Anticonvulsivo (antiepiléptico)	Antiepileptik (antikonvulziv)
Antidepresivo	Antidepresiv
Antidiabético	Antidiabetik
Antidiarréico	Antidiaroik
Antídoto	Antidot
Antiemético	Lijek protiv mučnine i povraćanja
Antihelmíntico	Antihelmintik
Antihipertensivo	Antihipertenziv
Antihistamínico	Antihistaminik
Antiinflamatorio (antiflogístico)	Protuupalno
Antiinflamatorio no esteroideo	Nesteroidni antireumatik
Antimalárico	Antimalarik
Antimicótico (antifúngico)	Antimikotik
Antioxidante	Antioksidans
Antipirético	Antipiretik
Antiprotozoario	Antiprotozoik
Antipsicótico	Antipsihotik
Antireumático	Antireumatik
Antiséptico	Antiseptik
Antiséptico de las vías urinarias	Uroantiseptik
Antisuero	Antiserum
Antitoxina	Protuotrov
Aspirina	Aspirin
Atropina	Atropin
Azufre	Sumpor
Balanza	Vaga
Bálsamo de labios	Grožđana mast
Barbitúrico	Barbiturat
Bolsa de agua caliente (guatero)	Termofor
Broncodilatador	Bronhodilatator
Cafeína	Kofein
Calcio	Kalcij
Cannabis medicinal	Medicinski kanabis
Cápsula	Kapsula
Carbón activado	Aktivni ugljen
Cardiotónico	Kardiotonik
Cefalosporina	Cefalosporin
Citostático	Citostatik
Cloranfenicol	Kloramfenikol

Español	Hrvatski	Español	Hrvatski
Cloro	Klor	Inhalación	Inhalacija
Cobalto	Kobalt	Inmunoglobulina	Imunoglobulin
Cobre	Bakar	Inmunosupresor	Imunosupresiv
Codeína	Kodein	Insulina	Inzulin
Colirio	Kapi za oči	Interferón	Interferon
Compresa	Oblog	Inyección	Injekcija
Comprimido	Dražeja (tableta)	Jabón	Sapun
Corticosteroide	Kortikosteroid	Jarabe	Sirup
Crema	Krema	Jeringa	Šprica
Cuchara	Žlica	Lavado	Ispiranje
De uso externo	Za vanjsku primjenu	Laxante	Laksativ
Desodorante	Antiperspirant	Lente de contacto blanda	Meka kontaktna leća
Después de una comida	Nakon jela	Lente de contacto duro	Tvrda kontaktna leća
Diafragma	Dijafragma	Lentes de contacto (lentillas, pupilentes)	Kontaktne leće
Digestivo	Digestiv		
Diurético	Diuretik		
Dosis	Doza		
Edulcorante artificial	Umjetno sladilo	Litro	Litra
		Loción	Losion
Emulsión	Emulzija	Lubricante	Lubrikant
En ayunas	Na tašte	Magnesio	Magnezij
Enema (clisma)	Klizma (klistir)	Manganeso	Mangan
Enjuague bucal (colutorio)	Tekućina za ispiranje usne šupljine	Manzanilla	Kamilica
		Medicamento (fármaco)	Lijek
Eritromicina	Eritromicin		
Espasmolítico	Spazmolitik	Metadona	Metadon
Espermicida	Spermicid	Microgramo	Mikrogram
Esponja anticonceptiva	Kontracepcijska spužva	Miligramo	Miligram
		Mililitro	Mililitar
Espuma	Pjena	Mineral	Mineral
Espuma anticonceptiva	Kontracepcijska pjena	Molibdeno	Molibden
		Morfina	Morfin
Expectorante	Sredstvo za iskašljavanje	Mucolítico	Mukolitik
		Nistatina	Nistatin
Farmacéutico	Ljekarnik	Nutrimento (nutriente)	Nutritiv
Fármaco antialcohólico	Antialkoholik		
		Opioide	Opijat (opioid)
Fármaco antiobesidad	Dijetetsko sredstvo	Oxicodona	Oksikodon
		Pañal para adultos	Pelene za inkontinenciju
Fármaco antiviral	Antivirusni lijek		
Fármaco tuberculostático	Antituberkulotik	Paracetamol	Paracetamol
		Parafina	Parafin
Fentanilo	Fentanil	Parche de nicotina	Nikotinski flaster
Fitoterapia	Fitoterapija	Pasta	Pasta
Fósforo	Fosfor	Pasta de dientes (dentífrico)	Pasta za zube
Frasquito	Bočica		
Gafas	Naočale	Pasta de óxido de zinc	Cinkova pasta
Gasa	Gaza		
Gel	Gel	Pastilla	Tableta za sisanje (pastila)
Gentamicina	Gentamicin		
Glucosa	Glukoza	Penicilina	Penicilin
Goma de mascar de nicotina	Nikotinska guma za žvakanje	Pieza	Komad
		Píldora anticonceptiva	Kontracepcijska pilula
Gotas	Kapi (kapljice)		
Gotas nasales	Kapi za nos	Poción	Ljekoviti napitak
Gotas óticas	Kapi za uši	Polvo	Prašak (puder)
Gramo	Gram	Polvo liquido	Tekući puder
Hemostático	Hemostatik	Por la mañana	U jutro
Heparina	Heparin	Por la noche	Na večer
Hierro (fierro)	Željezo	Por vía oral	Na usta
Hipnótico	Hipnotik	Potasio	Kalij

Español	Hrvatski
Preservativo (condón, profiláctico)	Prezervativ (kondom)
Protector solar	Sredstvo za zaštitu od sunca
Prueba de embarazo	Kućni test za trudnoću
Psicoestimulante	Psihostimulans
Purgante (purgativo)	Purgativ
Quimioterapia	Kemoterapija
Reacción adversa a medicamento	Nuspojave lijeka
Receta	Recept
Rectal	Rektalno
Relajante muscular (miorrelajante)	Miorelaksator
Repelente de insectos	Sredstvo protiv insekata
Repelente de mosquitos	Sredstvo protiv komaraca
Rociada	Sprej
Salicilato	Salicilat
Seda dental (hilo dental)	Zubni konac
Sedativo	Sedativ
Sistema Internacional de Unidades	Sustav međunarodnih mjernih jedinica
Sobredosis	Predoziranje
Sodio	Natrij
Solubilizantes (comprimidos dispersables en agua)	Šumeće tablete
Solución limpiadora de dentadura	Tekućina za čišćenje umjetnog zubala
Solución limpiadora de lentes de contacto	Tekućina za čišćenje kontaktnih leća
Soluto	Otopina
Suero	Serum
Suero fisiológico	Fiziološka otopina
Sulfonamida	Sulfonamid
Supositorio	Čepić
Supositorio vaginal	Vaginaleta
Tampón	Tampon
Tensiómetro (esfigmomanómetro)	Tlakomjer
Terapia de sustitución hormonal	Hormonalna nadomjesna terapija
Termómetro	Toplomjer
Tetraciclina	Tetraciklin
Tintura	Tinktura
Tira adhesiva sanitaria	Flaster
Tisana (infusión de hierbas)	Biljni čaj
Toalla sanitaria (compresa, pantiprotector)	Higijenski ulošci
Tónico	Tonik
Tramadol	Tramal
Ungüento (pomada)	Pomada (mast)
Vacuna	Cjepivo
Vasodilatador	Vazodilatator
Venda	Zavoj
Veneno	Otrov
Vía sublingual	Pod jezik
Viagra	Viagra
Vitamina	Vitamin
Vitamina A (retinol)	Vitamin A (retinol)
Vitamina B1 (tiamina)	Vitamin B1 (tiamin)
Vitamina B2 (riboflavina)	Vitamin B2 (riboflavin)
Vitamina B3 (niacina, vitamina PP)	Vitamin B3 (niacin)
Vitamina B4 (adenina)	Vitamin B4 (adenin)
Vitamina B5 (ácido pantoténico)	Vitamin B5 (pantotenska kiselina)
Vitamina B6 (piridoxina)	Vitamin B6 (piridoksin)
Vitamina B7 (inositol)	Vitamin B7 (inozitol)
Vitamina B8 (biotina)	Vitamin B8 (biotin)
Vitamina B9 (ácido fólico)	Vitamin B9 (folna kiselina)
Vitamina B10 (vitamina R)	Vitamin B10 (faktor-R)
Vitamina B11 (vitamina S)	Vitamin B11 (faktor-S)
Vitamina B12 (ciancobalamina)	Vitamin B12 (kobalamin)
Vitamine C (enantiómero L de ácido ascórbico)	Vitamin C (L-askorbinska kiselina)
Vitamina D2 (ergocalciferol)	Vitamin D2 (ergokalciferol)
Vitamina D3 (colecalciferol)	Vitamin D3 (kolekalciferol)
Vitamina D4	Vitamin D4
Vitamina D5 (sitocalciferol)	Vitamin D5 (sitokalciferol)
Vitamina E (alfatocoferol)	Vitamin E (tokoferol)
Vitamina F (acido linoleico)	Vitamin F (linoleična kiselina)
Vitamina J (colina)	Vitamin J (kolin)
Vitamina K (filoquinona)	Vitamin K (filokinon)
Vitamina L1 (ácido antranílico)	Vitamin L1 (antranilna kiselina)
Vitamina P (flavonoide)	Vitamin P (flavonoidi)
Yodo (iodo)	Jod
Zinc (cinc)	Cink

FACILIDADES MÉDICAS, PROCEDIMIENTOS Y ASISTENCIA MÉDICA	MEDICINSKE USTANOVE, ZAHVATI I NJEGA
Abertura quirúrgica en el cráneo (craneotomía)	Kirurški zahvat otvaranja lubanje (kraniotomija)
Abrir	Otvoriti
Administración de fármacos	Davanje lijekova
Agua	Voda
Alarma	Uzbuna (alarm)
Almacenaje	Spremište
Almohada	Jastuk
Almohada de posicionamiento	Udlaga za pozicioniranje
Almuerzo	Ručak
Ambulancia	Kola hitne pomoći
Amputación	Amputacija
Andador	Hodalica
Anestesia	Anestezija (narkoza)
Anestesia general	Opća anestezija
Anestesia local	Lokalna anestezija
Aparato respiratorio	Aparat za disanje (respirator)
Apósito	Previjanje
Armario	Ormar
Artrodesis	Artrodeza
Asistencia (cuidado)	Njega
Aspirador	Aspirator
Atención primaria de salud	Primarna zdravstvena zaštita
Audífono	Slušni aparat
Autopsia	Obdukcija
Bolsa Ambú de ventilación manual	Ambu balon s maskom
Botiquín de primeros auxilios	Kutija prve pomoći
By-pass	Premosnica
Cadáver	Leš
Calendario de vacunación	Kalendar cijepljenja
Cama	Krevet
Cambiarse	Presvući se
Camilla	Kolica
Camilla enrollable	Nosila
Camisón	Spavačica
Cánula	Kanila
Cánula nasal	Nosna kanila
Cánula orofaríngea (tubo de Mayo, cánula de Guédel)	Orofaringealna kanila
Cardiología	Kardiologija
Catéter	Kateter
Catéter de succión	Usisni kateter
Catéter urinario	Urinarni kateter
Causa de muerte	Uzrok smrti
Cauterización	Kauterizacija
Cena	Večera
Centro médico	Medicinski centar
Cerrar	Zatvoriti
Circuncisión	Obrezivanje
Cirugía	Kirurgija
Cirugía del oído medio (stapedectomía)	Kirurški zahvat na srednjem uhu (stapedektomija)
Cirugía del tálamo (talamotomía)	Kirurški zahvat na talamusu (talamotomija)
Cirugía estética de la nariz (rinoplastia)	Plastična operacija nosa (rinoplastika)
Cirugía estética de los párpados (blefaroplastia)	Plastična operacija očnog kapka (blefaroplastika)
Cirugía estética de los senos (mamoplastia)	Plastična operacija dojke (mastoplastika)
Cirugía estética del abdomen (abdominoplastia)	Plastična operacija trbuha (abdominoplastika)
Cirugía laparoscópica	Laparoskopska operacija
Citología	Citologija
Colchón	Madrac
Colchón al vácio	Vakumirani madrac
Collar cervical	Imobilizator vrata
Comedor	Blagavaonica
Consultorio de médico	Liječnička ambulanta
Contagioso	Zarazno
Corona	Zubna krunica
Crío-extracción	Krioekstrakcija
Cuarentena	Karantena
Cuarto de baño	Kupaonica
Cuarto del paciente	Bolesnička soba
Cubrecama (colcha, manta)	Pokrivač
Cubrezapatos	Zaštitna navlaka za obuću
Cuidados intensivos	Intenzivna njega
Cuidados semi-intensivos	Poluintenzivna njega
Darse un baño	Kupati
Defecación	Pražnjenje stolice (defekacija)
Dentista	Stomatolog (zubar)
Depósito de cadáveres (morgue)	Mrtvačnica
Dermatología	Dermatologija
Desayuno	Doručak
Desfibrilación	Defibrilacija
Desfibrilador	Defibrilator
Desfibrilador manual	Ručni defibrilator
Determinación del tiempo de muerte	Proglašeno vremena smrti
Diagnóstico	Dijagnoza
Diálisis	Dijaliza
Diálisis de hígado	Dijaliza jetre

Diálisis renal	Dijaliza bubrega	Extirpación quirúrgica de las adenoides (adenoidectomía)	Kirurško odstranjenje trećeg krajnika (adenoidektomija)
Digestión	Probava		
Dinamómetro	Dinamometar		
Donación de sangre	Darovanje krvi (donacija krvi)		
Donante	Davalac (donator)	Extirpación quirúrgica de las hemorroides (hemorroidectomía)	Kirurško odstranjenje hemeroida (hemoroidektomija)
Drenaje	Drenaža		
Drenaje postural	Drenažni položaj		
Ejercicio	Vježbanje		
Ejercicios de Kegel	Kegelove vježbe	Extirpación quirúrgica de los fibromas uterinos (miomectomía)	Kirurško odstranjenje mioma u maternici (miomektomija)
Ejercicios de respiración	Vježbe disanja		
Electrocirurgía	Elektrokirurgija		
Electrodo	Elektroda	Extirpación quirúrgica de parte de una vértebra (laminectomía)	Kirurški zahvat na kralježnici (laminektomija)
Electroterapia	Elektroterapija		
Elevador	Dizalo		
Empaste (emplomadura)	Zubna plomba		
		Extirpación quirúrgica de un aneurisma (aneurismectomía)	Kirurško odstranjenje aneurizme (aneurizmektomija)
Enfermera	Medicinska sestra		
Enfermería	Ambulanta		
Entrenamiento del equilibrio	Trening ravnoteže		
		Extirpación quirúrgica de un lóbulo de un órgano (lobectomía)	Kirurško odstranjenje režnja nekog organa (lobektomija)
Escalpelo	Skalpel		
Escayola de inmovilización	Gipsana udlaga		
Escupir	Pljunuti		
Esponja	Spužva	Extirpación quirúrgica de una glándula suprarrenal (adrenalectomía)	Kirurško odstranjenje nadbubrežne žlijezde (adrenalektomija)
Estéril	Sterilno		
Esterilización	Sterilizacija		
Esterilización quirúrgica masculina (vasectomía)	Kirurška sterilizacija muškarca (vazektomija)		
		Extirpación quirúrgica del apéndice cecal (apendicectomía)	Kirurško odstranjenje slijepog crijeva (apendektomija)
Esterilizatióm quirúrgica femenina (ligadura de trompas)	Kirurška sterilizacija žene (podvezivanje jajovoda)		
		Extirpación quirúrgica del bazo (esplenectomía)	Kirurško odstranjenje slezene (splenektomija)
Estetoscopio	Stetoskop		
Estiramiento de la cara (ritidectomía)	Lifting lica (ritidektomija)	Extirpación quirúrgica del estómago (gastrectomía)	Kirurško odstranjenje želuca (gastrektomija)
Exodoncia dental	Vađenje zuba		
Exteriorización de una parte de intestino a través de la cavidad abdominal (colostomía)	Kirurški zahvat formiranja stome (kolostomija)	Extirpación quirúrgica del páncreas (pancreatectomía)	Kirurško odstranjenje gušterače (pankreatektomija)
		Extirpación quirúrgica del testículo (orquidectomía)	Kirurško odstranjenje testisa (orhidektomija)
Extirpación quirúrgica de la glándula tiroides (tiroidectomía)	Kirurško odstranjenje štitne žlijezde (tiroidektomija)		
		Extirpación quirúrgica del timo (timectomía)	Kirurško odstranjenje prsne žlijezde (timektomija)
Extirpación quirúrgica de la laringe (laringectomía)	Kirurško odstranjenje grkljana (laringektomija)		
		Extracción quirúrgica de la vesícula biliar (colecistectomía)	Kirurško odstranjenje žučnog mjehura (kolecistektomija)
Extirpación quirúrgica de la próstata (prostatectomía)	Kirurško odstranjenje prostate (prostatektomija)		
		Extracción quirúrgica de las amígdalas (tonsilectomía)	Kirurško odstranjenje krajnika (tonzilektomija)

Español	Hrvatski
Extracción quirúrgica de los cálculos (litotomía)	Kirurško odstranjenje kamenca (litotomija)
Extracción quirúrgica del útero (histerectomía)	Kirurško odstranjenje maternice (histerektomija)
Fase de remisión	Stadij mirovanja bolesti (remisija)
Fisioterapeuta	Fizioterapeut
Fisioterapia	Fizikalna terapija
Gabacha desechable	Zaštitna navlaka za odjeću
Gel conductor	Kontaktni gel za elektrode
Gérmenes	Klice
Gerontología	Gerontologija
Ginecología	Ginekologija
Goniómetro	Goniometar
Gorra desechable	Zaštitna kapa
Guantes desechables	Zaštitne rukavice
Guardar cama	Mirovanje u krevetu
Hidroterapia	Hidroterapija
Hospital	Bolnica
Implante de mama	Umetak za dojku
Incisión quirúrgica de una articulación (artrotomía)	Kirurški zahvat na zglobu (artrotomija)
Incisión quirúrgica en la tráquea (traqueotomía)	Kirurško otvaranje dišnog puta (traheotomija)
Infusión	Infuzija
Inmovilizador de cabeza	Imobilizator glave
Inmunología	Imunologija
Intervención coronaria percutánea	Perkutana koronarna angioplastika
Intravenoso poste	Stalak za infuziju
Intubación	Intubacija
Inyección	Injekcija
Ir al servicio	Obaviti nuždu
Laringoscopio	Laringoskop
Lavado gástrico	Ispiranje želuca
Lavandería	Vešeraj
Lavar	Isprati
Liposucción	Liposukcija
Lobotomía	Lobotomija
Luz	Svjetlo
Manguito de presión arterial	Manšeta tlakomjera
Maniobra de Heimlich	Heimlichov zahvat
Manta (cobija)	Deka
Marcapasos	Električni stimulator srca
Máscara de oxígeno	Maska za kisik
Máscara de reanimación	Maska za oživljavanje
Máscara laríngea	Laringealna maska
Mascarilla desechable	Zaštitna maska za lice
Materia de desperdicio	Otpad (otpadni proizvod)
Medicina interna	Interna medicina
Médico	Liječnik
Médico de cabecera	Liječnik opće prakse
Mesa (escritorio)	Stol
Mesa para cama	Stolić za serviranje hrane
Mesilla de noche	Noćni ormarić
Micción	Mokrenje (uriniranje)
Monitor de signos vitales	Monitor za praćenje vitalnih znakova
Morder	Zagristi
Morir	Umrijeti
Mostrador de recepción	Prijemni ured
Muleta	Štaka
Neurología	Neurologija
Oncología	Onkologija
Operación quirúrgica	Operacija
Orinal	Noćna posuda
Ortopedia	Ortopedija
Otorrinolaringología	Uho-grlo-nos
Pabellón de enfermedades infecciosas	Zarazni odjel
Paciente	Bolesnik
Palangana (ajofaina)	Lavor
Palpación	Pregled pipanjem (palpacija)
Pantuflas	Šlape
Papelera	Kanta za smeće
Patología	Patologija
Pediatría	Pedijatrija
Percusión	Pregled kucanjem (perkusija)
Pesario	Pesar
Pijama (piyama)	Piđama
Pinzas	Pinceta
Posición de Trendelenburg	Trendelenburgov položaj
Primeros auxilios	Prva pomoć
Protectores talón/codo antiescaras	Zaštitnici za pete i laktove
Prótesis dental	Umjetno zubalo
Psicólogo	Psiholog
Psiquiatría	Psihijatrija
Puerta	Vrata
Pulidor de los dientes	Poliranje zuba
Purificación	Pročišćavanje
Quimioterapia	Kemoterapija
Quirófano	Operacijska sala
Radiación	Zračenje
Radiología	Radiologija

Reanimación	Oživljavanje (reanimacija)
Receptor de un órgano	Primatelj organa
Recuperación	Oporavak
Régimen (dieta)	Dijeta
Rehabilitación	Rehabilitacija
Remoción quirúrgica de seno (mastectomía)	Kirurško odstranjenje dojke (mastektomija)
Reponerse (recuperarse)	Ozdraviti
Resección transuretral de la próstata	Transuretralna resekcija prostate
Respiración artificial	Umjetno disanje
Rinología	Rinologija
Sábana	Plahta
Sábana de hule para la incontinencia	Gumirano platno
Sala (pabellón)	Odjel
Sala de espera	Čekaonica
Sala de neumología	Plućni odjel
Sala de oftalmología	Očni odjel
Seguro de salud	Zdravstveno osiguranje
Servicio	Nužnik
Servicios médicos de emergencia	Hitna služba
Shunt	Spoj (skretnica)
Silla de evacuación	Sjedalica za evakuaciju
Silla de ruedas	Invalidska kolica
Sonda	Sonda
Sonda de alimentación	Sonda za hranjenje
Sonda de drenaje	Dren
Sonda endotraqueal	Endotrahealna kanila
Suturar la herida	Šivanje rane
Taladro	Bušilica
Tanque de oxígeno	Boca s kisikom
Té	Čaj
Terapeuta ocupacional	Radni terapeut
Tijeras	Škare
Tracción	Trakcija
Transfusión	Transfuzija
Trasplante	Presađivanje (transplantacija)
Tratamiento (terapia)	Liječenje (terapija)
Trauma	Trauma
Tubo de ensayo	Epruveta
Unidad de cuidados intensivos	Jedinica intenzivne njege
Urología	Urologija
Vacunación	Cijepljenje
Ventana	Prozor
Visita	Posjeta
Visitante	Posjetitelj

EXÁMENES MÉDICOS	MEDICINSKE PRETRAGE
Albúmina en la sangre	Albumin u serumu
Amniocentesis	Amniocenteza
Análisis de aglutinación	Test aglutinacije
Análisis de bilirrubina sérica	Bilirubin u serumu
Análisis de DNA	DNK analiza
Análisis del líquido cefalorraquídeo	Pregled likvora
Análisis químico del jugo gástrico	Kemijski pregled želučanog soka
Angiografía	Angiografija
Angiografía cerebral	Cerebralna angiografija
Angiografía de sustracción digital	Digitalna supstrakcijska angiografija
Angiografía espinal	Spinalna angiografija
Angiografía por catéter	Kateterska angiografija
Angiografía pulmonar	Pulmonalna angiografija
Anoscopía	Anoskopija
Antibiograma	Antibiogram
Antígeno carcinoembrionario	Karcinoembrionski antigen (CEA)
Antígeno prostático específico	Prostatični specifični antigen (PSA)
Aortografía	Aortografija
Arteriografía	Arteriografija
Artrografía	Rendgensko snimanje zgloba
Artroscopia	Artroskopija
Aspartato aminotransferasa (AST, transaminasa glutámico-oxalacética GOT)	Transaminaze u serumu
Audiometría	Audiometrija
Audiometría del habla	Govorna audiometrija
Biligrafia intravenosa	Intravenozna biligrafija
Biopsia	Biopsija
Biopsia cerebral	Biopsija moždanih klijetki (ventrikulopunkcija)
Biopsia de ganglio linfático	Biopsija limfnog čvora
Biopsia de médula ósea	Biopsija koštane srži
Biopsia de piel	Biopsija kože
Biopsia de tiroides	Biopsija štitnjače
Biopsia endometrial	Biopsija endometrija
Biopsia estereotáctica	Stereotaktična biopsija

Español	Hrvatski
Biopsia hepática	Biopsija jetre
Biopsia pleural	Biopsija pleure
Biopsia renal	Biopsija bubrega
Broncografía	Bronhografija
Broncoscopia	Bronhoskopija
CA 19-9 (antígeno carbohidrato 19-9)	CA 19-9 (karbohidratni antigen)
Campimetría (perimetría)	Perimetrija
Captación tiroidea de 131 yodo	Test štitnjače na provodljivost radioaktivnog joda 131
Cardiotocografía	Kardiotokografija
Cariotipo	Kariotip
Cateterismo cardíaco	Kateterizacija srca (angiokardiografija)
Cefalometría	Cefalometrija
Cistografía	Cistografija
Cistoscopia	Cistoskopija
Colangiografía	Kolangiografija
Colangiopancreatografía retrógrada endoscópica	Endoskopska retrogradna kolangiopankreatografija (ERCP)
Colecistografía oral	Rendgensko snimanje žučnog mjehura s kontrastom (peroralna kolecistografija)
Colonoscopia	Kolonoskopija
Colposcopia	Kolposkopija
Comprobación del pulso	Mjerenje pulsa
Concentración de glucosa en sangre	Šećer u krvi
Concetración de hormonas tiroideas en sangre	Test na hormone štitnjače u krvi
Conización	Konizacija
Coronariografía	Koronarografija
Craneografía	Rendgensko snimanje lubanje
Cultivo	Mikrobiološki pregled (kultura)
Cultivo de esputo	Mikrobiološki pregled ispljuvka
Cultivo de líquido cefalorraquídeo	Mikrobiološki pregled likvora
Cultivo vaginal	Mikrobiološki pregled brisa rodnice
Defecografía	Defekografija
Densitometría ósea	Denzitometrija kostiju (apsorpciometrija kostiju)
Dermatoscopia	Dermatoskopija (dermoskopija)
Diagnóstico diferencial	Diferencijalna dijagnoza
Dilatación pupilar inducida por fármacos	Širenje zjenica potaknuto lijekovima
Ecocardiografía	Ultrazvuk srca (ehokardiografija)
Ecocardiografía doppler	Ultrazvuk srca s dopplerom
Ecoencefalografia	Ehoencefalografija
Ecografía abdominal (ultrasonido abdominal)	Ultrazvuk abdomena
Ecografía de páncreas (ultrasonido de páncreas)	Ultrazvuk gušterače
Ecografía de la tiroides (ultrasonido de la tiroides)	Ultrazvuk štitnjače
Ecografía de mama (ultrasonido de mama)	Ultrazvuk dojke
Ecografía de vesícula y vías biliares	Ultrazvuk žuči i žučnih vodova
Ecografía hepática (ultrasonido hepático)	Ultrazvuk jetre
Ecografía renal (ultrasonido renal)	Ultrazvuk bubrega
Electrocardiografía (ECG, EKG)	Elektrokardiografija (EKG)
Electroencefalografía	Elektroencefalografija (EEG)
Electroforesis de proteínas séricas	Elektroforeza proteina u serumu
Electromiografía	Elektromiografija (EMG)
Electroneurografía	Elektroneurografija
Electrorretinografía	Elektroretinografija
Endoscopia	Endoskopija
Enema de bario con doble contraste	Rendgensko snimanje debelog crijeva i rektuma s kontrastom barija
Enteroscopia	Enteroskopija
Ergometría	Test opterećenja (ergometrija)
Escala de coma de Glasgow	Glasgowska skala kome
Esofagogastroduodenoscopia	Ezofagogastroduodenoskopija
Espermiograma	Spermogram
Espirometría	Spirometrija (mjerenje vitalnog kapaciteta)
Examen de glucosa en orina	Šećer u urinu
Exámen dilatado de fundus	Pregled očnog fundusa
Examen ginecológico	Ginekoliški pregled

Español	Hrvatski
Exámenes bioquímicos de sangre	Biokemijske pretrage krvi
Exploración física de mama	Pregled dojke
Exudado faríngeo	Mikrobiološki pregled brisa grla
Flebografía	Venografija (flebografija)
Fluoroscopia	Fluoroskopija
Fosfatasa alcalina	Alkalna fosfataza
Gammagrafía de bazo con tecnecio 99m	Scintigrafija slezene radioaktivnim izotopima
Gammagrafía hepatobiliar con tecnecio 99m	Scintigrafija jetre i žučnih vodova radioaktivnim izotopima
Gammagrafía ósea	Scintigrafija kostiju
Gammagrafía pulmonar	Scintigrafija pluća
Gammagrafía renal	Scintigrafija bubrega
Gammagrafía tiroidea	Scintigrafija štitnjače
Gastroscopia	Gastroskopija
Gonioscopia	Gonioskopija
Gravedad específica de la orina	Specifična težina urina
HbsAg (antígeno de superficie de la hepatitis B)	HbsAg (hepatitis B površinski antigen)
Hematocrito	Hematokrit
Hemocultivo	Mikrobiološki pregled krvi (hemokultura)
Hemograma (conteo sanguíneo completo)	Kompletna krvna slika
Histerosalpingografía	Rendgensko snimanje maternice i jajovoda
Histeroscopia	Histeroskopija
Imagen por resonancia magnética (IRM)	Magnetska rezonancija (MR)
Imagen por resonancia magnética funcional (IRMf)	Funkcionalna magnetska rezonancija (FMR)
Laboratorio	Laboratorij
Laparoscopia	Laparoskopija
Laringoscopia	Laringoskopija
Linfografía	Limfografija
Magnetoencefalografía	Magnetoencefalografija (MEG)
Mamografía	Mamografija
Manometría esofágica	Manometrija jednjaka
Marcador biológico	Biomarker
Marcador tumoral	Tumorski marker
Marcador tumoral CA 125	CA 125 (karcinomski antigen 125)
Mediastinoscopia	Medijastinoskopija
Medicina nuclear	Radioizotopna dijagnostika
Medio de contraste	Kontrast
Mielografía	Mijelografija
Mielografía cervical suboccipital	Subokcipitalna mijelografija
Mielografía lumbar	Lumbalna mijelografija
Monitorización de la presión arterial	Mjerenje krvnog pritiska
Neumoencefalografía	Pneumoencefalografija
Nitrógeno ureico en sangre (BUN)	Ostatni dušik u krvi (urea nitrogen test)
Oftalmoscopia	Oftalmoskopija
Otoscopía	Otoskopija
Pelvigrafía	Rendgensko snimanje zdjelice i porođajnog kanala
Pelvimetria	Pelvimetrija
Pielografía retrógrada	Retrogradna pijelografija
Pletismografía	Pletizmografija
Polisomnografía	Polisomnografija (viseparametarski test u pracenju procesa sna)
Presión venosa central	Centralni venozni pritisak (CVP)
Proteínas en la orina	Bjelančevine u urinu
Prueba de aclaramiento de urea sanguínea	Urea klirens
Prueba de alfa-fetoproteína	Alfafetoproteinski test (AFP)
Prueba de Coombs indirecta	Indirektni Coombsov test
Prueba de gases en la sangre	Analiza plinova u krvi
Prueba de la bencidina	Benzidinski test stolice
Prueba de la fenolsulfonftaleína	Fenolsulfoftaleinski test (PSP-test)
Prueba de la función hepática con bromosulfaleína	Brom-sulfalein test funkcije jetre
Prueba de Papanicolau	Papa-test (Papanicolaouova klasifikacija)
Prueba de Weber	Weberov test
Prueba del aliento con urea	Urea izdisajni test
Prueba rápida para estreptococo	Brzi test na streptokok (strep-test)
Pruebas de embarazo	Test na trudnoću

Pruebas de función hepática	Funkcionalne pretrage jetre
Pruebas de laboratorio	Laboratorijske pretrage
Pruebas de serología	Serološke pretrage na antitijela
Punción aspiración con aguja fina	Punkcijsko-aspiracijska biopsija
Punción lumbar	Lumbalna punkcija
Punción suboccipital	Subokcipitalna punkcija
Punción transtorácica aspirativa con aguja ultrafina	Perkutana transtorakalna punkcija pluća
Radiografía	Rendgen
Radiografía de esófago, estómago y duodeno tomada con comida baritada	Rendgensko snimanje želuca i dvanaesnika barijevom kašom
Radiografía de hueso (radiografía ósea)	Rendgensko snimanje kostiju
Radiografía de la columna vertebral (radiografía vertebral)	Rendgensko snimanje kralježnice
Radiografía de tórax	Rendgensko snimanje srca i pluća
Radiografía dental	Rendgensko snimanje zuba
Rectoscopia	Rektoskopija
Reflejo patelar	Patelarni refleks
Refractomería	Ispitivanje refrakcije
Sialografía	Sijalografija
Sigmoidoscopia	Sigmoidoskopija
Tacto rectal	Rektalni pregled
Test cutaneos de alergia (prick)	Alergološko testiranje kože (prick test)
Test de Mantoux (PPD)	Tuberkulinski kožni test
Test de tolerancia oral a la glucosa	Oralni test tolerancije na glukozu (OGTT)
Test de Waaler-Rose	Rose Waaler test
Tiempo de protrombina	Protrombinski indeks
Tiempo de tromboplastina parcial activado	Parcijalno trombopla-stinsko vrijeme (PTT)
Tímpanocentesis	Timpanocenteza
Timpanometría	Timpanometrija
Tomografía	Tomografija
Tomografía computada	Kompjuterizirana tomografija (CT)
Tomografía por emisión de positrones	Pozitronska emisijska tomografija (PET)
Tonometría	Tonometrija oka
Toracoscopia	Torakoskopija
Ultrasonido focalizado de alta intensidad (HIFU)	Fokusirani ultrazvuk visokog intenziteta
Ultrasonografía (ecografía)	Ultrazvuk
Ureteroscopía	Ureteroskopija
Uretrografía	Uretrografija
Urobilinógeno en orina	Urobilinogen u urinu
Urocultivo	Mikrobiološki pregled mokraće (urinokultura)
Urografía	Pijelografija (urografija)
Urografía intravenosa	Intravenozna pijelografija (i.v. Urografija)
Velocidad de sedimentación globular	Sedimentacija eritrocita
Ventriculografía	Ventrikulografija
Volumen residual de orina	Ostatni urin (rezidualni urin)

EMBARAZO Y OBSTETRICIA	**TRUDNOĆA I PORODNIŠTVO**
Aborto espontáneo	Spontani pobačaj
Aborto habitual	Habitualni pobačaj
Aborto inducido	Prekid trudnoće (abortus)
Agentes teratogénicos	Teratogeni faktori rizika
Amniocentesis	Amniocenteza
Amnioscopia	Amnioskopija
Anomalías fetales	Anomalije fetusa
Aspirador al vacío	Vakuumski ekstraktor
Ausencia de la menstruación (amenorrea)	Izostanak mjesečnice (amenoreja)
Baby blues (leve depresión post parto)	Labilno psihičko raspoloženje (baby blues)
Banco de semen	Banka sperme
Blastocisto	Blastocista
Cabeza	Glavica
Canal del parto	Porodni kanal
Cardiotocografía	Kardiotokografija
Cesárea	Carski rez
Ciclo menstrual	Menstruacijski ciklus
Conducto mamario (conducto galactóforo)	Mliječni vod
Contracción de Braxton Hicks	Lažni trudovi
Contracciones del trabajo de parto (contracciones uterinas)	Trudovi

Español	Hrvatski
Cordocentesis	Kordocenteza
Cordón umbilical	Pupkovina (pupčana vrpca)
Coriocarcinoma	Koriokarcinom
Corion	Korion
Cortar	Presjeći
Cuatrillizos	Četvorci
Cuello	Vrat
Depresión postparto (depresión postnatal)	Postporođajna depresija
Desangramiento (hemorragia)	Krvarenje (hemoragija)
Desprendimiento prematuro de placenta	Abrupcija posteljice
Diabetes gestacional	Gestacijski dijabetes
Dilatación del cuello uterino	Otvaranje ušća maternice
Donación de ovocitos	Donacija jajašca
Duración de las contracciones uterinas	Trajanje truda
Duración del embarazo	Trajanje trudnoće
Eclampsia	Eklampsija
Edema (hidropesía)	Edem
Embarazo	Trudnoća
Embarazo ectópico	Izvanmaternična trudnoća (ektopična trudnoća)
Embarazo múltiple	Blizanačka trudnoća
Embrión	Embrij (zametak)
Empujar	Tiskati
Enfermedad de Hirschsprung (megacolon agangliónico)	Mekonijalni ileus
Enfermedad hemolítica del recién nacido (eritroblastosis fetal)	Hemolitička bolest novorođenčeta
Episiotomía	Kirurško proširenje porođajnog kanala (epiziotomija)
Espermatozoide	Spermij
Estrógeno de la placenta	Estrogen placente
Etapas del parto	Porodno doba
Excesiva producción de saliva (hipersalivación)	Pojačano lučenje sline (hipersalivacija)
Expulsión de la placenta	Istiskivanje posteljice i ovoja
Expulsión del producto	Istiskivanje ploda
Extracción quirúrgica del útero (histerectomía)	Kirurško odstranjenje maternice (histerektomija)
Eyaculación	Ejakulat
Fármaco utilizado para suprimir el trabajo de parto prematuro (tocolítico)	Lijek za sprečavanje trudova (tokolitik)
Fármacos abortivos	Abortivni lijekovi
Fecundación (fertilización)	Začeće (oplodnja)
Fecundación in vitro	Oplodnja in vitro
Feto	Fetus
Feto posición transversal	Kosi položaj ploda
Fetoscopia	Fetoskopija
Fiebre puerperal	Puerperalna groznica (babinja groznica)
Folículo de Graaf	Graafov folikul
Fórceps	Forceps (kliješta)
Frecuencia de las contracciones uterinas	Frekvencija trudova
Gemelos	Blizanci
Gemelos dicigóticos (mellizos)	Dvojajčani blizanci
Gemelos monocigóticos	Jednojajčani blizanci
Ginecología	Ginekologija
Gonadotropina coriónica	Korion-gonadotropin
Himen	Djevičnjak (himen)
Hiperemia del ovario	Hiperemija jajnika
Hiperplasia endometrial	Hiperplazija maternice
Hipertrofia del útero	Hipertrofija maternice
Hipotrofia fetal	Fetalna hipotrofija
Hospital de maternidad	Rodilište
Implatación	Implantacija (usađivanje)
Incontinencia urinaria	Urinarna inkotinencija
Incremento de la presión sanguínea (hipertensión)	Visoki krvni tlak (hipertenzija)
Incubadora	Inkubator
Infección	Infekcija
Infección de las membranas placentarias (corioamnionitis)	Upala plodovih ovoja (korioamnionitis)
Infecciones TORCH	TORCH infekcije
Infertilidad	Neplodnost (sterilitet)

Inflamación de la vejiga urinaria (cistitis)	Upala mokraćnog mjehura (cistitis)	Parto en agua	Porod u vodi
		Parto patológico	Patološki porod
		Parto postérmino	Poslijeročni porod
Inseminación artificial	Umjetna oplodnja	Parto pretérmino	Prijevremeni porod
		Parto prolongado	Produljeni porod
Intensidad de contracciones uterinas	Snaga trudova	Pelvimetría	Pelvimetrija
		Pelvis contraída	Sužena zdjelica
		Perfil biofísico fetal	Biofizikalni profil fetusa
Inyección intracitoplasmática de espermatozoides	Intracitoplazmatska spermalna injekcija	Peritonitis meconial	Mekonijalni peritonitis
Lactancia	Dojenje (laktacija)	Peso al nacer	Težina ploda (porođajna težina)
Legrado	Kiretaža		
Líquido amniótico	Plodna voda (amnijska tekućina)	Pezón	Bradavica
		pH-metría fetal	Fetalna pH-metrija
Litopedion	Litopedion (okamenjeno dijete)	Pielonefritis	Pijelonefritis
		Placenta	Posteljica (placenta)
Loquios	Lohija (iscjedak u babinjama)	Placenta accreta	Prirasla posteljica (placenta acrreta)
Macrosomía fetal	Fetalna hipertrofija	Placenta previa	Placenta previja
Madre	Majka	Plagiocefalia	Plagiocefalija
Madre de alquiler	Surogat majka (zamjenska majka)	Posición de nalgas	Stav zatkom
		Preeclampsia	EPH-gestoze (preeklampsija)
Malformaciones uterinas	Anomalije maternice	Primigesta	Prvorotkinja
Mama	Dojka	Progesterona	Progesteron
Mastitis puerperal	Puerperalni mastitis	Progesterona de placenta	Progesteron placente
Matrona (matrón)	Babica		
Meconio	Mekonij	Prolactina	Prolaktin
Menopausia	Menopauza (klimakterij)	Prolapso del cordón umbilical	Ispala pupkovina (prolaps pupkovine)
Menstruación (período)	Menstruacija	Psicosis postparto	Puerperalna psihoza
		Recién nacido pretérmino	Nedonošće
Microcefalia	Mikrocefalija(sitnogl avost)	Reproducción asistida	Medicinski potpomognuta oplodnja
Mifepristona	Mifepriston		
Mórula	Morula		
Mucosa interior del útero (endometrio)	Sluznica maternice (endometrij)	Respiración	Disanje
		Retención de orina	Zastoj urina (urinarna retencija)
Muestra de vellosidades coriónicas	Uzorak korionskih resica	Ruptura de membrana	Prsnuće vodenjaka
Multigrávida	Višerotkinja	Ruptura prematura de membrana	Prijevremeno prsnuće vodenjaka
Nacido muerto	Mrtvorođenče		
Nalga	Zadak	Sacaleches	Pumpica za izdajanje
Náusea	Mučnina	Saco amniótico	Vodenjak
Neonato (recién nacido)	Novorođenče	Sala de partos	Rađaona
		Semen (esperma)	Sjemena tekućina (sperma)
Neonatología	Neonatologija		
Obstetricia	Porodništvo	Sepsis puerperal	Puerperalna sepsa
Ombligo (pupo)	Pupak	Signo de Chadwick	Hiperemična sluznica rodnice (Chadwickov znak)
Ovario	Jajnik		
Ovogénesis	Ovogeneza (oogeneza)		
		Síndrome de aspiración de meconio	Mekonijalni aspiracijski sindrom
Ovulación	Ovulacija		
Óvulo	Jajašce		
Padre	Otac	Succión	Sisanje
Padre (primario)	Roditelj	Talla de un neonato	Dužina novorođenčeta
Padre biológico	Biološki roditelj		
Pañal	Pelena	Tocólogo (obstetra)	Porodničar (opstetičar)
Parto	Porod		
Parto a término	Ročni porod		

Español	Hrvatski
Traslucencia nucal	Nuhalna translucencija
Trompa de Falopio (tuba uterina, oviducto)	Jajovod
Ultrasonografía (ecografía)	Ultrazvuk
Útero (matriz, seno materno)	Maternica (uterus)
Vagina	Rodnica
Vellosidades coriónicas	Korionske resice
Venas varicosas de las piernas	Proširene vene na nogama
Viabilidad de espermatozoides	Životna sposobnost spermija
Womb (uterus)	Maternica (uterus)

RJEČNIK HITNIH MEDICINSKIH INTERVENCIJA
Hrvatsko - Španjolski

DICCIONARIO DE EMERGENCIAS MÉDICAS
Croata - Español

BROJEVI	NÚMEROS
Nula	Cero
Jedan	Uno
Dva	Dos
Tri	Tres
Četiri	Cuatro
Pet	Cinco
Šest	Seis
Sedam	Siete
Osam	Ocho
Devet	Nueve
Deset	Diez
Jedanaest	Once
Dvanaest	Doce
Trinaest	Trece
Četrnaest	Catorce
Petnaest	Quince
Šesnaest	Dieciséis
Sedamnaest	Diecisiete
Osamnaest	Dieciocho
Devetnaest	Diecinueve
Dvadeset	Veinte
Dvadest i jedan	Veintiuno
Dvadeset i dva	Veintidós
Trideset	Treinta
Četrdeset	Cuarenta
Pedeset	Cincuenta
Šezdeset	Sesenta
Sedamdeset	Setenta
Osamdeset	Ochenta
Devedeset	Noventa
Sto	Cien
Sto jedan	Ciento uno
Sto dvadeset i tri	Ciento veintitrés
Dvjesto	Doscientos
Tristo	Trescientos
Četristo	Cuatrocientos
Petsto	Quinientos
Šesto	Seiscientos
Sedamsto	Setecientos
Osamsto	Ochocientos
Devetsto	Novecientos
Tisuća	Mil
Dvije tisuće	Dos mil
Milijun	Millón
Milijarda	Mil millones (miliarda)

ORIJENTACIJA U VREMENU	ORIENTACIÓN EN EL TIEMPO
Jučer	Ayer
Danas	Hoy
Sutra	Día de mañana
Godina	Año
Mjesec	Mes
Tjedan	Semana
Dan	Día
Sat	Hora
Minuta	Minuto
Sekunda	Segundo
Jutro (prijepodne)	Mañana
Poslijepodne	Tarde
Večer	Anochecer
Noć	Noche

ORIJENTACIJA U PROSTORU	ORIENTACIÓN EN EL ESPACIO
Gore (iznad)	Arriba
Dolje (ispod)	Abajo
Lijevo	Izquierda
Desno	Derecha
Ispred	Enfrente
Iza	Detrás
Unutra	Dentro
Vani	Fuera

NESREĆE, KATASTROFE I POGIBELJNE SITUACIJE	ACCIDENTES, CATÁSTROFES Y ANGUSTIA
Atomska bomba	Bomba atómica (bomba A)
Atomsko oružje	Arma atómica
Atomsko biološko i kemijsko oružje	Armas atómicas, biológicas y químicas (ABQ)
Automobilska nesreća	Accidente automovilístico (siniestro de tráfico)
Bakterija	Bacteria
Biološko oružje	Arma biológica
Bojni otrov (otrovni plin)	Gas tóxico
Bomba	Bomba
Brod	Barco
Civilna zaštita	Protección civil
Čamac za spašavanje	Bote salvavidas
Ekipa za traganje i spašavanje	Equipo de búsqueda y rescate
Eksplozija	Explosión
Eksploziv	Explosivo
Epidemija	Epidemia
Erupcija vulkana	Erupción volcánica
Gusar	Pirata
Gusarski napad	Ataque de piratas
Helikopter	Helicóptero
Hidrogenska bomba	Bomba de hidrógeno (bomba H)
Hladno oružje	Arma blanca
Invazija	Invasión
Izbjeglica	Refugiado
Izbjeglički logor	Campamento para refugiados
Jezero	Lago
Kemijsko oružje	Arma química
Kemijsko zagađenje	Polución química
Kobaltna bomba	Bomba de cobalto

Hrvatski	Español
Konvencionalno oružje	Arma convencional
Kopnena mina	Mina terrestre
Kopno	Tierra
Lasersko oružje	Arma láser
Lava	Lava
Lavina	Avalancha
Led	Hielo
Ledenjak	Témpano de hielo
Ledolomac	Rompehielos
Metak	Bala
Mina	Mina
Minsko polje	Campo minero
More	Mar
Morska mina	Mina marina
Morska pijavica	Managa de agua (tromba marina)
Napad	Ataque
Napad morskog psa	Ataque de tiburón
Nasukavanje broda	Encallamiento de barco
Nesreća na radu	Accidente laboral
Nesreća u kući	Accidente doméstico
Neutronska bomba	Bomba de neutrones (bomba N)
Nevrijeme (oluja)	Tormenta (tempestad)
Nuklearna nesreća	Accidente nuclear
Nuklearni otpad (radioaktivni otpad)	Desechos nucleares
Nuklearni pokus	Prueba nuclear (ensayo nuclear)
Nuklearno oružje	Arma nuclear
Obogaćeni uranij	Uranio einriquecido
Olupina broda	Buque naufragado
Oružje	Arma
Oružje za masovno uništavanje	Armas de destrucción masiva
Otmica	Secuestro
Pad	Caída
Pad aviona	Accidente de aviación
Padobran	Paracáidas
Pandemija	Pandemia
Pas za traganje i spašavanje	Perro de búsqueda y rescate
Pješćana oluja	Tormenta de arena
Planina	Montaña
Plimni val	Ola de marea
Plutonij	Plutonio
Pljačka	Robo
Pojas za spašavanje	Boya salvavidas
Poplava	Inundación
Potonuće broda	Hundimiento de un barco
Potraga	Búsqueda
Potres	Terremoto
Poziv u pomoć	Llamada de socorro
Požar	Incendio (fuego)
Prljava bomba	Bomba sucia
Prometna nesreća	Accidente de tráfico
Prsluk za spašavanje	Chaleco salvavidas
Rat	Guerra
Razminiranje	Desminado (eliminación de minas)
Rijeka	Río
Ropstvo	Esclavitud
Ruševine	Ruinas
Samoubojstvo	Suicidio
Santa leda	Banquisa (hielo marino)
Silovanje	Violación
Sklonište	Abrigo
Snijeg	Nieve (zapada)
Snježna mećava	Nevasca (ventisca de nieve)
SOS poziv	Llamada de SOS
Spasilac	Salvador (rescatador)
Spašavanje	Salvamento
Spašavanje broda	Salvamento marítimo
Stijena	Roca
Strateško nuklearno oružje	Arma nuclear estratégica
Strujni udar	Choque eléctrico
Sudar	Colisión
Špilja	Cueva
Šrapnel	Metralla
Tajfun	Tifón
Taktičko nuklearno oružje	Arma nuclear táctica
Taoc (talac)	Rehén
Terorist	Terrorista
Teroristička ćelija	Célula terrorista
Teroristički napad	Ataque terrorista
Tjelesni napad	Asalto físico
Toplotni udar	Golpe de calor
Trgovina ljudima	Trata de personas
Tsunami	Tsunami (maremoto)
Tučnjava	Pelea
Ubojstvo	Homicidio (asesinato)
Udar groma	Trueno
Udarac	Golpe
"U pomoć!"	"¡Socorro!"
Uragan	Huracán
Uranij	Uranio
Utapanje	Ahogamiento
Utopljenik	Ahogado
Uzbuna	Alarma
Uže	Cuerda
Vatra	Fuego
Vatreno oružje	Arma de fuego
Virus	Virus
Voda	Agua
Znak za uzbunu	Señal de alarma
Zračenje	Radiación
Zračni napad	Ataque aéreo
Živčani otrov (neurotoksin)	Neurotoxina

Žrtva	Víctima
DIJELOVI LJUDSKOG TIJELA	**PARTES DEL CUERPO HUMANO**
Abdominalna aorta	Aorta abdominal
Acetilkolin	Acetilcolina
Adamova jabučica	Nuez de Adán
Adenohipofiza	Adenohipófisis
Adrenalin	Adrenalina
Aglutinin	Aglutinina
Aglutinogen	Aglutinógeno
Albumin	Albúmina
Aldosteron	Aldosterona
Alveola	Alvéolo
Aminokiselina	Aminoácido
Amonijak	Amoníaco
Antidiuretski hormon (vazopresin)	Hormona anidiurética (arginina vasopresina)
Aorta	Aorta
Arterija	Arteria
Arteriola	Arteriola
Astrocit	Astrocito
Atrioventrikularni čvor	Nódulo auriculoventricular
Bartolinova žlijezda	Glándula de Bartolino
Baza lubanje	Base del cráneo
Bazofilni granulocit	Basófilo
Bedrena kost (femur)	Fémur
Bilirubin	Bilirrubina
Bjelančevina (protein)	Proteína
Bjeloočnica	Eclerótica
Brada	Barbilla (mentón)
Bradavica	Pezón
Bronhiola	Bronquiolo
Bubnjić	Timpano
Bubnjište	Cavidad timpánica
Bubreg	Riñón
Bulbouretralna žlijezda (Cowperova žlijezda)	Glándula bulbouretral (glándula de Cowper)
Cilijarni mišić	Músculo ciliar
Crijevna kost	Ilion
Crijevna resica	Vellosidad intestinal
Crijevni sok	Jugo intestinal
Crijevo	Intestin
Čašica zdjelične kosti (acetabulum)	Acetábulo
Čekić (malleus)	Martillo (malleus)
Čelo	Frente
Čeljust	Quijada
Čeona kost	Hueso frontal
Četveroglavi bedreni mišić	Músculo cuádriceps crural
Čmar (anus)	Ano
Debelo crijevo	Intestino grueso (colon)
Dendrit	Dendrita
Desni	Encía
Dezoksiribonukleinska kiselina (DNK)	Ácido desoxirribonucleico
Djevičnjak (himen)	Himen
Dlaka	Pelo
Dlan	Palma
Dojka	Mama
Donožje (metatarzus)	Metatarso
Donja čeljust (mandibula)	Mandíbula
Donja šuplja vena	Vena cava inferior
Doštitnjača	Glándula paratiroides
Dražica (klitoris)	Clítoris
Dušnica (bronh)	Bronquio
Dušnik	Tráquea
Dvanaesnik (duodenum)	Duodeno
Dvoglavi bedreni mišić	Músculo bíceps crural
Dvoglavi mišić nadlaktice	Músculo bíceps braquial
Elastin	Elastina
Elektrolit	Electrolito
Eozinofil	Eosinófilo
Eritrocit (crveno krvno tjelešce)	Eritrocito (glóbulo rojo)
Estrogen	Estrógeno
Fibrin	Fibrina
Fibrinogen	Fibrinógeno
Fibroblast	Fibroblasto (célula fija)
Folikulin (estradiol)	Estradiol
Fosfolipid	Fosfolípido
Glasnica	Cuerda vocal
Glatki mišić	Músculo liso
Glava	Cabeza
Glavić	Glande
Glikogen	Glucógeno
Globulin	Globulina
Glomerul	Glomérulo
Glukagon	Glucagón
Glukokortikoid	Glucocorticoide
Glukoza	Glucosa
Goljenica (tibija)	Tibia
Gonadotropin	Gonadotropina
Gornja čeljust (maksila)	Hueso maxilar superior (maxila)
Gornja šuplja vena	Vena cava superior
Gornji dio leđa	Espalda superior
Granulocit	Granulocito
Grkljan	Laringe
Grlo	Garganta
Grudište (prsa)	Pecho
Grudna žlijezda (timus)	Timo
Grudni koš	Caja torácica
Gušterača	Páncreas

Hemoglobin	Hemoglobina
Hipofiza	Hipófisis (glándula pituitaria)
Hipotalamus	Hipotálamo
Hisov snopić	Haz de His
Hormon	Hormona
Hormon rasta (somatotropin)	Hormona de crecimiento somatotropa
Hrskavica	Cartílago
Hrskavični prsten	Cartílago circoides
Ileum	Íleon
Imunoglobulin	Inmunoglobulina
Inzulin	Insulina
Iver (patela)	Rótula (patela)
Jajašce	Óvulo
Jaje (mudo, testis)	Testículo
Jajnik	Ovario
Jajovod	Trompa de Falopio (tuba uterina, oviducto)
Jednjak	Esófago
Jejunum	Yeyuno
Jetra	Hígado
Jezik	Lengua
Kalcitonin	Calcitonina
Kapak	Párpado
Kapilara	Capilar
Katekolamin	Catecolamina
Kažiprst	Dedo índice
Keratin	Queratina
Klijetka	Ventrículo
Klinasta kost (leptirasta kost)	Hueso esfenoides
Ključna kost (klavikula)	Clavícula
Kolagen	Colágeno
Kolesterol	Colesterol
Koljeno	Rodilla
Korijen zuba	Raíz del diente
Koronarna arterija	Arteria coronaria
Kortikosteroid	Corticosteroide
Kortikosteron	Corticosterona
Kortikotropin	Hormona adrenocorticotropa (corticotropina, corticotrofina)
Kortizol	Cortisol (hidrocortisona)
Kortizon	Cortisona
Kosa	Cabello
Kosi trbušni mišić	Músculo oblicuo del abdomen
Kost	Hueso
Kost donožja (metatarzalna kost)	Hueso del metatarso
Kost kuka	Hueso coxal
Kost pesti (metakarpalna kost)	Hueso del metacarpo
Kost prsta (falanga)	Falange
Kost zapešća (karpalna kost)	Hueso del carpo
Kost zastoplja (kost tarzusa)	Hueso del tarso
Kostur	Esqueleto
Koštana srž	Médula ósea
Koža	Piel
Krajnik	Amígdala
Kralježak	Vértebra
Kralježnica	Columna vertebral
Kralježnična moždina	Médula espinal
Križa	Espalda baja
Krojački mišić	Músculo sartorio
Krstačni kralježak (sakralni kralježak)	Vértebra sacra
Kruna zuba	Corona del diente
Kružni mišić (sfinkter)	Esfinter
Krv	Sangre
Krvna grupa	Grupo sanguíneo
Krvna grupa A	Grupo sanguíneoA
Krvna grupa AB	Grupo sanguíneo AB
Krvna grupa B	Grupo sanguíneo B
Krvna grupa 0	Grupo sanguíneo 0
Krvna žila	Vaso sanguíneo
Kuk (zglob kuka)	Articulación de la cadera
Kutnjak (molar)	Molar
Lakat	Codo
Lakatna kost (ulna)	Cúbito (ulna)
Lakatni zglob	Articulación del codo
Leća	Cristalino
Leđa	Espalda
Leđni kralježak (grudni ili torakalni kralježak)	Vértebra torácica
Leukocit	Leucocito
Lice	Cara (faz)
Ligament	Ligamento
Limfa	Linfa
Limfna žila	Vaso linfático
Limfna žlijezda	Ganglio linfático
Limfocit	Linfocito
Lisna kost (fibula)	Peroné (fíbula)
List	Pantorrilla
Loj	Sebo cutáneo
Lopatica (skapula)	Omóplato (escápula)
Lubanja	Calavera (cráneo)
Luteinizirajući hormon	Hormona luteinizante (lutropina)
Mali mozak	Cerebelo
Mali prsni mišić	Músculo pectoral menor
Mali prst	Dedo meñique
Masno tkivo	Tejido graso (tejido adiposo)
Mast	Grasa
Maternica (uterus)	Matriz (útero, seno materno)

Međica (perineum)	Periné (perineo)	Nožni prst	Dedo del pie
Međukralježnični disk	Disco intervertebral	Obraz	Mejilla (carrillo)
		Obrva	Ceja
Međumozak	Diencéfalo	Očna jabučica	Globo ocular
Međurebreni mišić	Músculo intercostal	Očna šupljina	Órbita
Međustanična tekućina	Líquido intersticial (líquido tisular)	Očnjak (kanin)	Canino (diente colmillo)
Meka moždana ovojnica	Piamadre	Oko	Ojo
		Oksitocin	Oxitocina
Meko nepce	Úvula	Okusni pupoljak	Papila gustativa
Melanin	Melanina	Organ	Órgano
Melanotropin	Melanotropina	Osrčje (perikard)	Pericardio
Melatonin	Melatonina	Ošit (dijafragma)	Diafragma
Mineralkortikoid (Na-hormon)	Mineralocorticoide	Palac	Dedo pulgar (pólice)
		Palčana kost	Radio
Mišić	Músculo	Parasimpatikus	Sistema nervioso parasimpático
Mišić primicač	Músculo aductor		
Mišićna fascija	Fascia profunda	Paratireoidni hormon	Parathormona (hormona paratiroidea, paratirina)
Mitralni zalistak (bikuspidalni zalistak)	Válvula bicúspide (válvula mitral)		
Mliječni zub	Diente de leche	Pasjemenik	Epidídimo
Mokraća (urin)	Orina	Paučinasta ovojnica (arachnoidea)	Aracnoides
Mokraćevina (urea, ureja)	Urea		
		Pazuh (aksila)	Sobaco (axila)
Mokraćni mjehur	Vejiga urinaria	Penis	Pene (falo)
Mokraćovod (ureter)	Uréter	Pest (metakarpus)	Metacarpo
		Peta	Talón (calcañar)
Monocit	Monocito	Petna kost (kalkaneus)	Calcáneo
Mozak	Cerebro		
Moždana klijetka	Ventrículo cerebral	Pinealna žlijezda (epifiza)	Glándula pineal (epifisis)
Moždana kora	Corteza cerebral		
Moždana ovojnica	Meninge	Plazma	Plasma sanguineo
Moždana srž	Médula cerebral	Pleura	Pleura
Moždano stablo	Tronco del encéfalo	Plin	Gas
Moždana tekućina (likvor)	Liquido cefalorraquídeo (líquido cerebrospinal)	Pluća	Pulmones
		Plućna arterija	Arteria pulmonar (tronco pulmonar, tronco de las pulmonares)
Moždani živac	Nervio craneal		
Mrežnica (retina)	Retina	Plućno krilo	Pulmón
Nadbubrežna žlijezda	Glándula suprarrenal	Podjezična kost	Hueso hioides
		Podlaktica	Antebrazo
Nadlaktica	Parte superior del brazo	Poluopnasti mišić	Músculo semimembranoso
Nadlaktična kost (humerus)	Húmero	Polumjesečasti aortni zalistak	Válvula sigmoidea aórtica
Nadlaktični mišić	Braquial anterior	Polutetivni mišić	Músculo semitendinoso
Nakovanj	Yunque		
Natkoljenica (bedro)	Muslo (región femoral)	Poplućnica (visceralna pleura)	Pleura visceral
Negativan Rh faktor	Factor Rh negativo	Poprečno-prugasti mišić	Músculo estriado
Nepce	Paladar	Pora	Poro
Nepčana kost	Hueso palatino	Porebrica (parijetalna pleura)	Pleura parietal
Noga	Miembro inferior		
Nokat	Uña		
Noradrenalin	Noradrenalina	Portalna vena	Vena porta
Nos	Nariz	Potkoljenica	Pierna
Nosna kost	Hueso proprio de la nariz (hueso nasal)	Potrbušnica (peritoneum)	Peritoneo
Nosnica	Narina	Pozitivan Rh faktor	Factor Rh positivo

Predvorje (vestibulum)	Vestíbulo
Prepona	Ingle
Prepucij	Prepucio
Pretkutnjak (premolar)	Premolar
Produžena moždina	Bulbo raquídeo (médula oblongada, miencéfalo)
Progesteron	Progesterona
Prostata	Próstata
Prsna kost (sternum)	Esternón
Prstenjak	Dedo anular
Pupak	Ombligo (pupo)
Pužnica	Cóclea (caracol)
Rame	Hombro
Rameni mišić (deltoideus)	Músculo deltoides
Rameni zglob	Articulación del hombro
Raonik (vomer)	Vómer
Ravni trbušni mišić	Músculo recto mayor del abdomen
Rebro	Costilla
Ribonukleinska kiselina	Ácido ribonucleico (ARN)
Rodnica (vagina)	Vagina (colpos)
Romboidni mišić	Músculo romboides
Rožnica	Córnea
Ručni prst	Dedo de la mano
Ručni zglob	Muñeca
Ruka	Brazo
Schlemmov kanal	Canal de Schlemm
Sezamska kost	Hueso sesamoide
Sigmoidni dio debelog crijeva	Colon sigmoide
Simpatikus	Sistema nervioso simpático
Sinapsa	Sinapsis
Sinovijalna opna	Membrana sinovial
Sinus	Seno
Sitasta kost (etmoidna kost)	Hueso etmoides
Sjedna kost	Isquión
Sjedni mišić	Músculo glúteo
Sjekutić (inciziv)	Incisivo
Sjemena vrećica	Vesícula seminal
Sjemenovod	Conducto eyaculador
Skočni zglob (gležanj)	Tobillo
Slabinski kralježak (lumbalni kralježak)	Vértebra lumbar
Slezena	Bazo
Slijepo crijevo (crvuljak)	Apéndice vermiforme (apéndice cecal, apéndice)
Slina (pljuvačka)	Saliva
Slušni kanal	Conducto auditivo externo
Slušni živac	Nervio auditivo (nervio vestibulococlear, nervio estatoacústico)
Sluz	Moco
Sluzna vreća (bursa)	Bursa (bolsa sinovial)
Sluznica	Mucosa
Sljepoočna kost	Hueso temporal
Sljepoočnica	Sien
Sok gušterače	Jugo pancreático
Sperma	Semen (esperma)
Spermij	Espermatozoide
Spinalni živac	Nervio espinal
Spolna žlijezda	Gónada
Sponična kost	Hueso cigomático (malar)
Srce	Corazón
Srčana klijetka	Ventrículo cardíaco
Srčana pretklijetka (atrij)	Aurícula cardíaca (atrio)
Srčani mišić (miokard)	Miocardio
Srčani zalistak	Válvula cardiaca (válvula de corazón)
Središte zuba (pulpa)	Pulpa dentaria
Srednje uho	Oído medio
Srednji prst	Dedo corazón
Stanica	Célula
Stidna kost	Pubis
Stidnica	Vulva
Stolica (feces, izmet)	Excrementos (heces)
Stopalo	Pie
Stremen	Estribo
Suza	Lágrima
Suzna kost	Unguis (hueso lacrimal)
Suzna žlijezda	Glándula lagrimal
Suzno-nosni kanal	Conducto nasolagrimal
Šaka	Mano
Šarenica	Iris
Široka plosnata tetiva (aponeuroza)	Aponeurosis
Štitnjača	Tiroides
Taban	Planta del pie
Talamus	Tálamo
Tanko crijevo	Intestino delgado
Testosteron	Testosterona
Tetiva	Tendón
Tireotropin (TSH)	Tirotropina (TSH, hormona estimulante de la tiroides)
Tiroksin	Tiroxina (tetrayodotironina, T4)
Tjelesna tekućina	Fluido corporal
Tjeme	Vértice craneal
Tjemena kost	Hueso parietal
Tkivo	Tejido

Torakalna aorta	Aorta torácica	Želučana kiselina	Ácido gástrico
Trapezni mišić	Músculo trapecio	Želučana sluznica	Mucosa estomacal
Trbuh (abdomen)	Abdomen (panza)	Želučani sok	Jugo gástrico
Trbušna stijenka	Pared abdominal	Želudac	Estómago
Trepavica	Pestaña	Žilnica	Coroides
Triglicerid	Triglicérido	Živac	Nervio
Trijodtironin	Triiodotironina	Žlijezda	Glándula
Troglavi mišić nadlaktice	Músculo triceps braquial	Žlijezda lojnica	Glándula sebácea
		Žlijezda slinovnica	Glándula salival
Troglavi mišić potkoljenice	Músculo triceps sural	Žlijezda znojnica	Glándula sudorípara
		Žuč	Bilis
Trolisni zalistak	Válvula tricúspide	Žućni mjehur	Vesícula biliar
Trombocit	Plaqueta (trombocito)	Žučovod	Vía biliar
		Žuto tijelo	Cuerpo lúteo (cuerpo amarillo)
Trtica	Cóccix (coxis)		
Trtični kralježak	Vértebra coccígea	Žvakaći mišić	Músculo masetero
Trup (torzo)	Tronco		
Tvrda moždana ovojnica	Duramadre	**SIMPTOMI, OZLJEDE I**	**SÍNTOMAS, HERIDAS Y**
Tvrdo nepce	Paladar óseo	**BOLESTI**	**ENFERMEDADES**
Ugljikohidrat	Carbohidrato		
Uho	Oído	Aberantni pankreas	Pancreas aberrante
Usna	Labio	Abnormalna gibljivost	Flexibilidad anormal
Usna šupljina	Cavidad bucal (cavidad oral)	Abnormalno velik gubitak krvi	Pérdida de sangre mayor durante la
Usta	Boca	tijekom mjesečnice	menstruación
Ušna mast (ušna smola, cerumen)	Cerumen (cerilla)	(menoragija)	(menorragia)
		Abulija (poremećaj umanjene	Abulia
Ušna školjka	Pabellón auricular (aurícula)	motivacije)	
Vanjska mokraćna cijev (uretra)	Uretra	Acidoza	Acidosis
		Addisonova bolest	Enfermedad de Addison
Veliki mozak (telencefalon)	Telencéfalo	Adenokarcinom	Adenocarcinoma
		Adenom	Adenoma
Veliki prsni mišić	Músculo pectoral mayor	Adenopatija	Adenopatía
		Aerofobija (strah od letenja)	Aerofobia (miedo a volar)
Vena	Vena		
Venula	Vénula	Afrička tripanosomijaza (bolest spavanja)	Tripanosomiasis africana (enfermedad del sueño)
Vidni živac	Nervio óptico		
Vlasište	Cuero cabelludo (capa capilar)		
Vrat	Cuello	Afte (ulceracija sluznice usta)	Afta (úlcera en la mucosa oral)
Zalistak	Válvula		
Zapešće	Carpo	Agenezija (nedostatak jednog organa)	Agenesia (ausencia de un órgano)
Zastoplje	Tarso		
Zatiljak	Nuca		
Zatiljna kost	Hueso occipital	Agenezija bubrega	Agenesia renal
Zdjelica	Pelvis	Agranulocitoza	Agranulocitosis
Zglob	Articulación	Ahilodinija (tendinitis Ahilove tetive)	Tendinitis de Aquiles
Zglobna čahura	Cápsula articular		
Zglobna hrskavica	Cartílago articular		
Zglobna tekućina (sinovijalna tekućina)	Líquido sinovial	Ahondroplazija	Acondroplasia
		Akarijaza	Acariasis
		Aklorhidrija	Aclorhidria
Zglobni menisk	Menisco	Akne	Acné
Zjenica	Pupila	Akrocijanoza	Acrocianosis
Znoj	Sudor	Akrofobija (strah od visine)	Acrofobia (miedo a las alturas)
Zub	Diente		
Zubna caklina	Esmalte dental	Akromegalija	Acromegalia
Zubni cement	Cemento dental	Aktinička keratoza	Queratosis actínica
Zubni dentin	Dentina	Aktinomikoza	Actinomicosis
Ždrijelo	Faringe		

Akutna bol	Dolor agudo
Akutna dilatacija želuca	Dilatación aguda del estómago
Akutna limfatična leukemija	Leucemia linfoblástica aguda
Akutna mijeloična leukemija	Leucemia mieloide aguda
Akutna upala crvuljka	Apendicitis aguda
Akutni abdomen	Abdomen agudo
Akutno plućno srce	Cor pulmonale agudo
Akutno zatajenje bubrega	Insuficiencia renal aguda
Albinizam	Albinismo
Albrightov sindrom	Sindrome de McCune-Albright
Albuminurija	Albuminuria
Aldosteronizam	Aldosteronismo (hiperaldosteronismo)
Alergija	Alergia
Alergija na hranu	Alergia a alimentos
Alergija nalijekove	Alergia al medicamento
Alergija na pelud	Alergia al polen
Alergija na perje	Alergia a las plumas
Alergija na prašinu	Alergia al polvo
Alergija na životinjsku dlaku	Alergia al pelo de los animales
Alergijski kontaktni dermatitis	Dermatitis alérgica de contacto
Alergijski konjuktivitis	Conjuntivitis alérgica
Alergijski rinitis	Rinitis alérgica
Algodistrofija	Algodistrofia
Alkaloza	Alcalosis
Alkoholizam	Alcoholismo
Alkoholna ciroza	Cirrosis alcohólica
Alkoholna kardiomiopatja	Miocardiopatía alcohólica
Alopecia areata	Alopecia areata
Alveolarna proteinoza pluća	Proteinosis alveolar pulmonar
Alzheimerova bolest	Enfermedad de Alzheimer
Amebijaza	Disentería amebiana (amebiasis)
Amiloidoza	Amiloidosis
Amiotrofična lateralna skleroza	Esclerosis lateral amiotrófica
Amnezija	Amnesia
Amputacija	Amputación
Anafilaktični šok	Choque anafiláctico
Analgezija (neosjetljivost na bol)	Analgesia
Analna fistula	Fístula anal
Analna fisura	Fisura anal
Analni apsces	Absceso anal
Anaplastični karcinom	Carcinoma anaplásico
Androblastom (tumor Sertoli-Leydigovih stanica)	Tumor de células de Sertoli-Leydig (arrenoblastoma)
Anemija kronične bolesti	Anemia de enfermedades crónicas
Anemija radi deficita željeza (sideropenična anemija)	Anemia ferropénica
Anemija srpastih stanica	Anemia falciforme (anemia drepanocítica)
Anencefalija	Anencefalia
Aneurizma	Aneurisma
Aneurizma abdominalne aorte	Aneurisma de aorta abdominal
Aneurizma aorte	Aneurisma de aorta
Aneurizma torakalne aorte	Aneurisma de aorta torácica
Angina	Angina
Angina pektoris	Angina de pecho (angor, angor pectoris)
Angioedem (Quinckeov edem, angio-neurotski edem)	Angioedema (edema de Quincke)
Angiom	Angioma
Angiosarkom	Angiosarcoma
Anisakijaza	Anisakiasis (anisakidosis)
Ankilostomijaza	Anquilostomiasis
Ankiloza (ukočenje zgloba)	Anquilosis
Ankilozantni spondilitis (Bechterewov sindrom)	Espondilitis anquilosante (morbus Bechterew)
Anomalija moždanih krvnih žila	Malformación arteriovenosa cerebral
Anomalija u razvoju mozga	Malformación del desarrollo cerebral
Anoreksija	Anorexia
Antrakoza	Antracosis
Antraks (bedrenica, crni prišt)	Carbunco (ántrax)
Anurija (lučenje urina < 100 ml u 24 sata)	Anuria (menos de 100ml de orina en 24h)
Apetit	Apetito
Aplastična anemija	Anemia aplásica
Aplazija	Aplasia
Apsces	Absceso
Apsces jetre	Absceso hepático
Apsces mozga	Absceso cerebral
Apsces pluća	Absceso pulmonar
Apstinencijska kriza	Síndrome de abstinencia
Aritmija	Arritmia

Aritmogena displazija desne klijetke	Displasia arritmogénica ventricular derecha
Arterijska embolija	Embolia arterial
Arterijsko krvarenje	Hemorragia arterial
Arterioskleroza	Arteriosclerosis
Arteritis divovskih stanica (temporalni arteritis)	Arteritis de células gigantes (arteritis de la temporal)
Artrogripoza	Artrogriposis
Artropatija	Artropatía
Artroza (osteoartritis, degenerativni artritis)	Artrosis
Artroza koljena (gonartroza)	Artrosis de rodilla (gonartrosis)
Artroza kuka (koksartroza)	Artrosis de cadera (coxartrosis)
Artroza lakta	Artrosis de codo
Artroza ramena	Artrosis del hombro
Artroza ručnog zgloba	Artrosis de muñeca
Artroza skočnog zgloba	Artrosis de tobillo
Artroza stopala	Artrosis del pie
Artroza šake	Artrosis de mano
Ascites	Ascitis
Asfiksija	Asfixia
Askaridijaza	Ascaridiasis
Aspergilom	Aspergiloma (micetoma)
Aspergiloza	Aspergilosis
Astigmatizam	Astigmatismo
Astma	Asma
Astrocitom	Astrocitoma
Atelektaza pluća	Atelectasia pulmonar
Ateroskleroza	Ateroesclerosis
Atetoza	Atetosis
Atipična upala pluća	Neumonía atípica
Atletsko stopalo (gljivična infekcija stopala, tinea pedis)	Tiña del pie (pie de atleta, tinea pedis)
Atonija	Atonía
Atopijski dermatitis	Dermatitis atópica
Atrezija anusa	Atresia anal
Atrezija dvanaesnika	Atresia duodenal
Atrezija jednjaka	Atresia esofágica
Atrezija žučnih vodova	Atresia biliar
Atrijska fibrilacija	Fibrilación auricular
Atrijski septalni defekt	Comunicación interauricular
Atrijskoventrikularni blok	Bloqueo auriculoventricular
Atrofija	Atrofia
Autizam	Autismo
Autoimunološka bolest	Enfermedad autoinmune
Avitamonoza	Avitaminosis
Azbestoza	Asbestosis
Bakterijemija	Bacteriemia (bacteremia)
Bakterijska infekcija	Infección bacteriana
Bakterijska infekcija rodnice (bakterijska vaginoza)	Vaginosis bacteriana
Bakterijska upala pluća	Neumonía bacteriana
Bakterijski endokarditis	Endocarditis bacteriana
Bakterijski konjuktivitis	Conjuntivitis bacteriana
Bakteriurija	Bacteriuria
Balerinsko stopalo (pes equinus)	Pie equino
Barotrauma	Barotraumatismo (barotrauma)
Bartoneloza	Bartonelosis
Basedowljeva bolest	Enfermedad de Graves Basedow
Batićasti prsti	Acropaquia (hipocratismo digital)
Bazofilija	Basofilia
Behçetova bolest	Síndrome de Behçet
Bellov fenomen	Fenómeno de Bell
Bellova paraliza	Parálisis de Bell
Benigna hipertrofija prostate	Hiperplasia benigna de próstata
Benigna pozicijska vrtoglavica	Vértigo posicional paroxístico benigno
Bijelo pranje	Leucorrea
Bilijarna ciroza	Cirrosis biliar
Biotovo disanje	Respiración de Biot
Bipolarni poremećaj (manično-depresivna psihoza)	Trastorno bipolar (psicosis maníaco-depresiva)
Bisinoza	Bisinosis (fiebre del lunes)
Bjelančevine u urinu (proteinurija)	Proteinuria
Bjesnoća (rabies)	Rabia
Blast-sindrom	Síndrome por explosion
Blastom	Blastoma
Blastomikoza	Blastomicosis
Blefaritis	Blefaritis
Blok grane Hisovog snopića	Bloqueo de rama
Blokada mrežnične arterije	Oclusión de la arteria de la retina
Blountova bolest	Enfermedad de Blount (tibia vara)
Bljedilo	Palidez

Bol	Dolor	Brillova bolest (Brill-Zinsserova bolest)	Enfermedad de Brill
Bol pri mokrenju (strangurija)	Micción dolorosa (angurria)		
Bol u dojci (mastalgija)	Dolor en la mama (mastalgia)	Brodijev apsces	Absceso de Brodie
		Bronhiektazije	Bronquiectasia
Bol u epigastriju	Dolor epigástrico	Bronhopleuralna fistula	Fistula broncopleural
Bol u leđima (dorzopatija)	Dolor de espalda (dorsalgia)		
		Bronhopneumonija	Neumonía bronquial
Bol u mišiću (mijalgija)	Dolor muscular (mialgia)	Bronhospazam	Broncoespasmo
		Bruceloza (malteška ili sredozemna groznica, Bangova bolest)	Brucelosis
Bol u prsištu	Dolor torácico		
Bol u uhu (otalgija)	Dolor en oído (otalgia)		
Bol pri snošaju	Relación sexual dolorosa (coitalgia, dispareunia)	Bubrežna kolika (renalna kolika)	Cólico nefrítico (cólico renal)
		Bubrežni kamenac (nefrolitijaza)	Piedra en el riñon (cálculo renal, litiasis renal)
Bol u trbuhu	Dolor abdominal		
Bol u zglobu (artralgija)	Dolor en articulación (artralgia)		
Bolest Charcot-Marie-Tooth	Enfermedad de Charcot-Marie Tooth	Bubrežni rahitis	Raquitismo renal
		Buergerova bolest	Enfermedad de Buerger (tromboangeitis obliterante)
Bolest hijaline membrane (respiratorni sindrom novorođenćeta)	Enfermedad de la membrana hialina (síndrome de distrés respiratorio)		
		Bulimija	Bulimia
		Cefalokela	Cefalocele
		Celijakija	Celiaquía (enfermedad celíaca)
Bolest motornog neurona	Enfermedad de la motoneurona		
		Celulitis	Celulitis
Bolest Pellegrini-Stieda	Enfermedad de Pellegrini-Stieda	Celulitis orbite	Celulitis orbital
		Cerebralna aneurizma	Aneurisma cerebral
Bolesti aorte	Enfermedades de la aorta		
		Cerebralna paraliza	Parálisis cerebral
Bolesti krvnih žila	Enfermedades de los vasos sanguíneos	Cerkarija	Cercaria
		Ceruminozni čep	Tapón de cerumen
Bolesti srčanih zalistaka	Enfermedades de las válvulas del corazón	Cervikalna displazija	Displasia del cuello uterino
Bolna menstruacija (dismenoreja)	Menstruación dolorosa (dismenorrea)	Cervikalna erozija	Erosión cervical
		Cervikocefalni sindrom	Síndrome cervical
Bolna ovulacija (mittelschmerz)	Ovulación dolorosa	Chagasova bolest (američka tripanosomijaza)	Enfermedad de Chagas (tripanosomiasis americana)
Bolni sindrom	Síndrome doloroso		
Bolno gutanje (odinofagija)	Dolor al tragar (odinofagia)		
Bora	Arruga	Chikungunya virusna bolest	Chikungunya
Borelioza	Borreliosis		
Bornholmska bolest (epidemijska mialgija)	Enfermedad de Bornholm (mialgia epidémica)	Cijanoza	Cianosis
		Ciroza jetre	Cirrosis hepática
		Cista	Quiste
		Cistadenofibrom	Cistadenofibroma
Botrioidni sarkom	Sarcoma botrioide	Cistadenokarcinom	Cistadenocarcinoma
Botulizam	Botulismo	Cistadenom	Cistadenoma
Bouchardovi čvorići	Nudosidades de Bouchard	Cista na bubregu	Quiste de riñón
		Cista na gušterači	Quiste de páncreas
Bowenova bolest	Enfermedad de Bowen	Cista na jajniku	Quiste ovárico
		Cista na štitnjači	Quiste de tiroides
Bradavica (virusna bradavica)	Verruga	Cista na tireoglosnom vodu	Quiste tirogloso
Brahijalni sindrom bolne nadlaktice	Síndrome braquial	Cisticerkoza	Cisticercosis
		Cistična fibroza	Fibrosis quística (mucoviscidosis)
Brennerov tumor	Tumor de Brenner		
		Cistom	Cistoma
		Cluster glavobolja	Cefalea en racimos

Creutzfeldt-Jakobova bolest (tzv. "kravlje ludilo")	Enfermedad de Creutzfeldt-Jakob	Dekompresijska bolest (kesonska bolest)	Síndrome de decompresión (enfermedad de los buzos, mal de presión)
Crijevna atrezija	Atresia intestinal	Dekubitus	Úlcera de decúbito
Crna stolica (melena)	Heces negras (melena)	Delirij	Delirio
Crohnova bolest	Enfermedad de Crohn	Demencija	Demencia
		Demineralizacija	Desmineralización
Crush-sindrom	Síndrome de aplastamiento (síndrome de crush)	Dengue groznica	Dengue
		Depresija	Depresión
		Dermatomikoza	Dermatomicosis
Crvena stolica	Heces de color rojo	Dermatomiozitis	Dermatomiositis
Crveni urin	Orina de color rojo	Dermoidna cista	Quiste dermoide
Crveni vjetar (vrbanac, erizipel)	Erisipela	Devijacija nosnog septuma	Desviación del tabique nasal
Crvenilo kože (eritem)	Enrojecimiento de la piel (eritema)	Dezorijentiranost	Desorientación
		Difterija	Difteria
Curenje likvora na nos (cerebrospinalna rinoreja)	Salida de líquido cerebroespinal por la nariz (rinoliquorrea)	Dijabetes	Diabetes
		Dijabetes insipidus	Diabetes insípida
		Dijabetes melitus	Diabetes mellitus (diabetes sacarina)
Curenje likvora na uho (cerebrospinalna otoreja)	Salida de líquido cerebroespinal por el oído (otoliquorrea)	Dijabetes melitus tip 1	Diabetes mellitus tipo 1
		Dijabetes melitus tip 2	Diabetes mellitus tipo 2
Curenje iz nosa (rinoreja)	Goteo nasal (rinorrea)	Dijabetična ketoacidoza	Cetoacidosis diabética
Cushingov sindrom (hiperkortikolizam)	Síndrome de Cushing (hipercortisolismo)	Dijabetična koma	Coma diabético
		Dijabetična nefropatija	Nefropatía diabética
Čankir	Chancro		
Čir (ulkus)	Úlcera (llaga)	Dijabetična neuropatija	Neuropatía diabética
Čir na dvanaesniku	Úlcera duodenal		
Čir na želucu	Úlcera gástrica	Dijabetična retinopatija	Retinopatía diabética
Čopavo stopalo (uvrnuto stopalo, pes equinovarus)	Pie equinovaro (talipes equinovarus, pie bot, pie retorcido)	Dijafragmalna kila	Hernia diafragmática
		Dilatacijska kardiomiopatija	Miocardiopatía dilatada
Čukalj	Bunión (hallux valgus)	Disekcija aorte	Disección aórtica
		Diseminirana intravaskularna koagulacija	Coagulación intravascular diseminada
Čvor sestre Mary Joseph (umbilikalna metastaza)	Nódulo de la hermana María José		
		Disgerminom	Disgerminoma
Čvorasta guša (nodularna struma)	Bocio nodular	Dishidroza	Eczema dishidrótico
		Dishondroplazija	Discondroplasia
Ćelavost	Alopecia	Diskartroza	Discartrosis
Dalekovidnost	Hipermetropía	Disleksija	Dislexia
Daltonizam	Daltonismo	Dislokacija ulomaka	Dislocación de los fragmentos
Davljenje	Estrangulamiento		
Debljanje	Engorde (ganar peso)	Dispepsija (nervozni želudac)	Dispepsia (indigestión)
Debljina (gojaznost)	Obesidad	Distonija	Distonía
Deformacija kralježnice	Deformidad vertebral	Distrofija	Distrofia
		Divertikul	Divertículo
Deformacija stopala	Deformidad del pie	Divertikul na debelom crijevu	Divertículo del colon
Degeneracija makule	Degeneración macular		
		Divertikul na dvanaesniku	Divertículo duodenal
Degeneracija mrežnice	Degeneración retinal	Divertikul tankog crijeva	Divertículo de Meckel
Dehidracija	Deshidratación	Divertikulitis	Diverticulitis

Divertikuloza	Enfermedad diverticular	Embrionalni karcinom	Carcinoma embrional
Divovski stas	Gigantismo	Emfizem	Enfisema
Dizenterija	Disentería	Empijem	Empiema
Dječja paraliza (polio, poliomijelitis)	Poliomielitis (parálisis infantil)	Encefalokela	Encefalocele
		Encefalopatija	Encefalopatía
		Endometrioza	Endometriosis
Dječje zarazne bolesti	Enfermedades infantiles contagiosas	Endotoksični šok	Choque endotoxico
		Enhondrom	Encondroma
		Enkopreza	Encopresis
Djelomična dislokacija (subluksacija)	Desplazamiento de una articulación (subluxación)	Entezopatija	Entesopatía
		Eozinofilija	Eosinofilia
		Ependimom	Ependimoma
Dobroćudni tumor (benigni tumor)	Tumor benigno	Epiduralni hematom	Hematoma epidural
Downov sindrom (mongoloidizam)	Síndrome de Down	Epiduralno krvarenje	Hemorragia epidural
		Epifizeoliza glave bedrene kosti	Epifisario de la cabeza femoral (epifisiolisis capitis femoris)
Drakunkulijaza	Dracunculiasis		
Drhtanje (tremor)	Temblor		
Drhtanje ruku	Temblor en las manos		
		Epilepsija	Epilepsia
Duchenneova mišićna distrofija	Distrofia muscular de Duchenne	Epispadija	Epispadia
		Eritromelalgija	Eritromelalgia
Ductus Botalli	Ductus arteriosus (conducto arterioso de Botal)	Eritroplazija	Eritroplasia
		Eritroplazija Queyrat	Eritroplasia de Queyrat
Dugotrajna bolna erekcija (prijapizam)	Erección sostenida y dolorosa (priapismo)	Erizipeloid	Erisipeloide
		Esencijalna hipertenzija	Hipertensión esencial
Duhringova bolest (dermatitis herpetiformis)	Dermatitis herpetiforme (enfermedad de Duhring)	Ewing sarkom (endoteliosarkom)	Sarcoma de Ewing
		Fallotova tetralogija	Tetralogía de Fallot
Dupuytrenova kontraktura	Contractura de Dupuytren	Fantomska bol	Dolor del miembro fantasma
Dvoslike	Visión doble (diplopía)	Farmerska pluća	Pulmón de granjero
		Febrilne konvulzije	Convulsiones febriles
Dvospolnost	Hermafroditismo		
Edem	Edema (hidropesía)	Fenilketonurija	Fenilcetonuria
Edem mozga	Edema cerebral	Feokromocitom (tumor srži nadbubrežne žlijezde)	Feocromocitoma
Egzostoza	Exostosis		
Egzantem	Exantema		
Ehinokokoza	Hidatidosis (equinococosis)		
		Fetusni alkoholni sindrom	Síndrome de alcoholismo fetal
Ehinokokoza jetre	Hidatidosis hepática		
Ehinokokoza pluća	Hidatidosis pulmonar	Fibrinoidna nekroza	Necrosis fibrinoide
Eholalija	Ecolalia	Fibroadenom	Fibroadenoma
Ehopraksija (nevoljno ponavljanje tuđih pokreta)	Ecopraxia (repetición de los movimientos de otra persona)	Fibrocistična bolest dojke	Mastitis quística crónica (enfermedad fibroquística)
		Fibroelastoza endokarda	Fibroelastosis endocardial
Eisenmengerov sindrom	Síndrome de Eisenmenger	Fibrom	Fibroma
		Fibromialgija	Fibromialgia
Ekcem	Eccema (eczema)	Fibrosarkom	Fibrosarcoma
Eksplozivna rana	Lesión por explosión	Fibroza	Fibrosis
Elefantijaza (limfedem)	Elefantiasis	Fibrozitis mišića	Fibrositis (reumatismo muscular)
Elektromagnetska hipersenzibilnost	Hipersensibilidad electromagnética		
		Fibrozitis šake	Fibrositis de la mano
Embolija	Embolia	Fibrozitis tetive	Fibrositis de tendón

Fibrozna cistična upala kosti	Ostéitis fibrosa quística
Fibrozna displazija	Displasia fibrosa
Fibrozni histiocitom	Histiocitoma fibroso
Filarijaza	Filariasis
Fimoza	Fimosis
Fistula	Fistula
Flebotromboza	Flebotrombosis
Flegmona	Flegmón
Fobija	Fobia
Folikulitis	Foliculitis
Fotofobija (strah od svjetla)	Fotofobia (intolerancia a la luz)
Fournierova gangrena	Gangrena de Fournier
Frambezija	Pian (frambesia)
Freibergova bolest	Enfermedad de Freiberg
Frigidnost	Frigidez
Furunkul (čir na koži)	Forúnculo (furúnculo)
Gađenje prema hrani	Aversión por la comida
Galaktoreja	Galactorrea
Gangrena	Gangrena
Gastroenteritis	Gastroenteritis
Generalizirani edem (anasarka)	Anasarca
Genitalna bradavica (venerična bradavica)	Verruga genital (condiloma acuminata)
Genitalni herpes	Herpes genital
Genu valgum	Genu valgo
Genu varum	Genu varum
Gigantocelularni tumor (osteoklastom)	Tumor de células gigantes (osteoclastoma)
Gimnastičarska bolna križa	Espalda del gimnasta
Ginekomastija	Ginecomastia
Glad	Hambre
Glasno otežano disanje (stridor)	Estridor
Glaukom	Glaucoma
Glavobolja	Dolor de cabeza
Glioblastom	Glioblastoma
Gliom	Glioma
Glioza	Gliosis
Glomerulonefritis	Glomerulonefritis
Glomus-tumor	Tumor glómico (glomangioma)
Gluhoća	Sordera
Gljivična infekcija	Infección por hongos
Gljivična infekcija prepona (tinea cruris)	Tiña crural (tinea cruris)
Gljivična infekcija vlasišta (tinea capitis)	Tiña de la cabeza (tinea capitis)
Gljivični osteomijelitis	Osteomielitis micótica
Gnoj	Pus
Gnoj u urinu (piurija)	Presencia de pus en la orina (piuria)
Gnojna upala krajnika	Absceso peritonsilar
Gnojni ispljuvak	Esputo que contiene pus
Gnojni mjehurić	Pústula
Gonadoblastom	Gonadoblastoma
Gonoreja (kapavac, triper)	Gonorrea (blenorragia, blenorrea)
Goodpastureov sindrom	Síndrome de Goodpasture
Granični poremećaj osobnosti	Trastorno límite de la personalidad
Granulocitoza	Granulocitosis
Granulomatozna upala (granulom)	Inflamación granulomatosa
Granuloza tumor	Tumor de células de la granulosa (tumor de teca-granulosa)
Grba	Joroba
Grč (spazam)	Espasmo (calambre)
Grč mišića lica	Espasmo facial
Grč rodnice (vaginizam)	Espasmo vaginal (vaginismo)
Gripa (influenca)	Gripe (gripa, influenza)
Griženje noktiju (onikofagija)	Comerse las uñas (onicofagia)
Groznica (vrućica)	Fiebre
Groznica Ebola	Fiebre hemorrágica viral de Ébola
Groznica Lassa	Fiebre de Lassa
Groznica planinskog krpelja	Fiebre del Colorado por garrapatas (fiebre de montaña americana por garrapatas)
Groznica štakorskog ugriza	Fiebre por mordedura de rata
Groznica zapadnog Nila	Fiebre del Nilo Occidental
Gubitak apetita	Pérdida del apetito
Gubitak mišićne snage (astenija)	Pérdida de fuerza muscular (astenia)
Gubitak osjeta dodoira	Pérdida del sentido del tacto
Gubitak osjeta mirisa	Pérdida del sentido del olfato (anosmia)
Gubitak osjeta okusa	Pérdida del sentido del gusto (ageusia)
Gubitak pamćenja	Pérdida de la memoria
Gubitak polovice vidnog polja (hemianopsija)	Pérdida de la mitad del campo visual (hemianopsia)
Gubitak pulsa	Pérdida de pulso
Gubitak sluha	Pérdida de la capacidad auditiva

Gubitak sposobnosti govora (afazija)	Pérdida de capacidad de producir lenguaje (afasia)
Guillain-Barréov sindrom	Síndrome de Guillain-Barré
Guša (struma)	Bocio (coto)
Gušenje	Atragantamiento
Haglundova bolest	Enfermedad de Haglund (deformidad de Haglund)
Halucinacija	Alucinación
Hashimotov sindrom	Tiroiditis de Hashimoto
Heberdenovi čvorići	Nódulos de Heberden
Hemangioendoteliom	Hemangioendotelioma
Hemangiom	Hemangioma
Hematom	Hematoma
Hemivertebra	Hemivértebra
Hemofilična artropatija	Artropatia hemofilíca
Hemofilija	Hemofilia
Hemoglobin u urinu (hemoglobinurija)	Hemoglobina en orina (hemoglobinuria)
Hemokromatoza	Hemocromatosis
Hemolitična anemija	Anemia hemolítica
Hemopneumotoraks	Hemoneumotórax
Hemoragijska groznica s renalnim sindromom (korejska hemoragijska groznica)	Fiebre hemorrágica con síndrome renal (fiebre hemorrágica coreana)
Hemoragijski infarkt mozga	Infarto cerebral hemorrágico
Hemoroidi	Hemorroides
Hemosideroza	Hemosiderosis
Hemotoraks	Hemotórax
Hepatitis A	Hepatitis A
Hepatitis B	Hepatitis B
Hepatitis C	Hepatitis C
Hepatitis D	Hepatitis D
Hepatitis E	Hepatitis E
Hepatocelularni adenom	Adenoma hepático (adenoma hepatocelular)
Hepatocelularni karcinom	Carcinoma hepatocelular
Hepatorenalni sindrom	Síndrome hepatorrenal
Heredoataksija	Ataxia de Friidreich (ataxia hereditaria)
Hernija intervertebralnog diska	Hernia discal
Herpangina	Herpangina
Herpes simpleks	Herpes simple
Herpes zoster	Herpes zóster (herpes zona)
Hidremija	Hidremia
Hidrocefalus	Hidrocefalia
Hidrofobija	Acuafobia
Hidrokela	Hidrocele
Hidronefroza	Hidronefrosis
Hidroperikard	Derrame pericárdico
Hidrops	Hidrops
Hidrops žučnog mjehura	Hidrops vesicular
Hidrotoraks	Hidrotórax
Hifema	Hipema
Higrom	Higroma
Hijatusna kila	Hernia de hiato
Hilotoraks	Quilotórax
Hiperaktivnost	Hiperactividad
Hiperkalcijemija	Hipercalcemia
Hiperkalijemija	Hiperpotasemia (hipercalemia)
Hipernefrom	Carcinoma de células renales
Hiperparatireoidizam	Hiperparatiroidismo
Hiperpituitarizam	Hiperpituitarismo
Hiperplazija endometrija	Hiperplasia endometrial
Hipertermija	Hipertermia
Hipertireoza	Hipertiroidismo
Hipertrofija	Hipertrofia
Hipertrofijska kardiomiopatija	Miocardiopatía hipertrófica
Hipertrofijska stenoza pilorusa	Estenosis pilórica hipertrófica
Hiperurikemija	Hiperuricemia
Hiperventilacija	Hiperventilación
Hipervitaminoza	Hipervitaminosis
Hipervolemija (porast volumena krvi u optoku)	Hipervolemia (aumento del volumen de sangre en la circulación)
Hipoalbuminemija	Hipoalbuminemia
Hipoglikemija	Hipoglicemia
Hipohondrija	Hipocondría
Hipoinzulinizam	Hipoinsulinismo
Hipokalcijemija	Hipocalcemia
Hipokalijemija	Hipocaliemia
Hipokromna anemija	Anemia hipocrómica
Hipoksija	Hipoxia
Hipoparatireoidizam	Hipoparatiroidismo
Hipopituitarizam	Hipopituitarismo
Hipoplazija plućnog režnja	Hipoplasia pulmonar
Hipospadija	Hipospadias
Hipotenzija i sinkope	Hipotensión y sincope
Hipotireoza	Hipotiroidismo
Hipotonija	Hipotonía
Hipovolemički šok	Choque hipovolémico

Hirschsprungova bolest (kongenitalni aganglionarni megakolon)	Enfermedad de Hirschsprung (megacolon aganglónico)	Intracerebralno krvarenje	Hemorragia intracerebral
		Intrakranijalna hipertenzija	Hipertensión intracraneal
Hirzutizam	Hirsutismo	Ionizirajuća ozračenost	Exposición a las radiaciones ionizantes
Histerija	Histeria		
Histoplazmoza	Histoplasmosis		
Hodgkinova bolest	Enfermedad de Hodgkin	Iridodijaliza	Iridodiálisis
		Iritantni kontaktni dermatitis	Dermatitis irritante de contacto
Hondroblastom	Condroblastoma		
Hondrom	Condroma	Iritis	Iritis
Hondromalacija patele (trkačko koljeno, sindrom patelofemoralne boli)	Chondromalacia rotuliana (síndrome patelo-femoral)	Iscjedak	Flujo (descarga, secreción)
		Iscrpljenost (umor, fatigo)	Cansancio (fatiga, letargo, astenia)
		Ishemična ulceracija	Úlcera isquémica
Hondromiksoidni fibrom	Fibroma condromixoide	Ishemični udovi	Isquemia de miembros
Hondrosarkom	Condrosarcoma	Ishemija	Isquemia
Hripavac (pasji kašalj, pertussis)	Tos ferina (coqueluche)	Ishemijska bolest srca	Isquemia miocárdica (angina de pecho)
Huntingtonova koreja	Enfermedad de Huntington (corea de Huntington)	Iskašljavanje krvi (hemoptiza, hemoptoja)	Expectoración de sangre (hemoptisis)
Ileus	Íleo		
Impetigo	Impétigo	Istegnuće	Desgarro
Impotencija	Impotencia	Istegnuće ligamenta	Desgarro de ligamento
Infarkt	Infarto		
Infarkt miokarda	Infarto de miocardio	Istegnuće mišića (distenzija mišića)	Desgarro muscular
Infarkt pluća	Infarto pulmonar		
Infekcija	Infección	Istegnuće tetive (distenzija tetive)	Desgarro de tendón
Infekcija gornjih dišnih puteva	Infección respiratoria alta		
Infekcija humanim papiloma virusom (HPV)	Infeccion por el virus del papilom humano (VPH)	Iščašenje (dislokacija, luksacija)	Luxación (lujación, dislocación)
Infekcija kosti ili koštane srži (osteomijelitis)	Infección del hueso o médula ósea (osteomielitis)	Iščašenje akromio-klavikularnog zgloba	Luxación de la articulación acromioclavicular
		Iščašenje čašice	Luxación de la rótula
Infekcijski artritis (septički artritis)	Artritis infecciosa (artritis séptica)	Iščašenje koljena	Luxación de la rodilla
Infektivni eritem (peta bolest)	Eritema infeccioso (quinta enfermedad)	Iščašenje kuka	Luxación de la cadera
Infestacija crijevnim parazitima (helmintijaza)	Infestación de gusanos (helmintiasis)	Iščašenje lakta	Luxación del codo
		Iščašenje ramena	Luxación del hombro
		Iščašenje skočnog zgloba	Luxación del tobillo
Infestacija stidnim ušima (iftirijaza)	Infestación por ladilla (ftiriasis)	Iščašenje vilice	Dislocación de la mandibula
Infestacija ušima (ušljivost, pedikuloza)	Infestación por piojos (pediculosis)	Iščašenje zglobova šake i prstiju	Luxaciones de la mano y los dedos
		Išijas	Ciática
Inkontinencija	Incontinencia	Izbuljene oči (egzoftalmus)	Exoftalmos
Intermitentna klaudikacija	Claudicación intermitente		
		Izdubljeno stopalo (pes excavatus)	Pie cavo (pes cavus)
Intersticijska bolest pluća	Enfermedad pulmonar intersticial		
		Izgladnjelost	Inanición
Intersticijska upala bubrega	Nefritis intersticial	Izosporijaza	Isosporiasis
		Izostanak mjesečnice (amenoreja)	Ausencia de la menstruación (amenorrea)
Intracerebralni hematom	Hematoma intracerebral		

Izvanmaternična trudnoća (ektopična trudnoća)	Embarazo ectópico
Izvanzglobni reumatizam	Reumatismo extraarticular
Izvijanje mišića vrata i leđa u luk (opistotonus)	Contracción del cuerpo entero de tal manera que se mantiene encorvado hacia atrás (opistótonos)
Izvrnuto stopalo (pes valgus)	Pie valgo
Japanska riječna groznica (Tsutsugamushi groznica)	Tsutsugamushi (fiebre fluvial japonesa, tifus de los matorrales)
Ječmenac	Orzuelo
Jednostavni prijelom kosti	Fractura simple
Juvenilna osteohondroza	Osteocondrosis juvenil
Kaheksija	Caquexia
Kala-azar	Kala azar (fiebre negra)
Kalikoza	Calicosis
Kamenac mokraćnog mjehura	Cálculo en el tracto urinario (urolitiasis)
Kandidijaza	Candidiasis
Kapilarni hemangiom	Hemangioma capilar (marca de fresa)
Kaposijev sarkom (endoteliosarkom)	Sarcoma de Kaposi
Karbunkul	Ántrax (carbunco)
Karcinoid	Carcinoide
Karcinoid bronha	Carcinoide bronquial
Karcinoidni sindrom	Síndrome carcinoide
Karcinom	Carcinoma
Karcinom bazalnih stanica (baziliom)	Carcinoma de células basales (basilioma)
Karcinom bronha	Carcinoma bronquial
Karcinom dojke	Carcinoma de mama
Karcinom endometrija	Carcinoma de endometrio
Karcinom grlića maternice	Carcinoma del cuello uterino
Karcinom pokrovnog epitela	Carcinoma epitelial
Karcinom prostate	Carcinoma de próstata
Karcinom želuca	Carcinoma gástrico
Karcinoza	Carcinosis
Karcinoza peritoneuma	Carcinosis peritoneal
Karcinoza perikarda	Carcinosis pericárdica
Karcinoza pleure	Carcinosis pleural
Kardiogeni šok	Choque cardiogénico
Kardiomiopatija	Miocardiopatia
Kašalj	Tos
Katalepsija	Catalepsia
Katapleksija	Cataplexia (cataplejía)
Katar	Catarro
Kavernozni hemangiom	Hemangioma cavernoso
Kawasakijeva bolest (mukokutani limfoglandularni sindrom)	Enfermedad de Kawasaki
Keloid	Queloide
Kemijske ozljede	Lesiones químicas
Kemijski konjuktivitis	Conjuntivitis química
Keratoza	Keratosis
Kienböckova bolest	Enfermedad de Kienböck
Kifoskolioza	Cifoescoliosis
Kifoza	Cifosis
Kihanje	Estornudo
Kila (bruh, hernija)	Hernia
Kila vanjske trbušne stijenke	Hernia de la pared abdominal
Kilna vreća	Saco de hernia (saco herniario)
Kirurški šok	Choque quirúrgico
Klamidijska infekcija	Infección por clamidia
Klaustrofobija (strah od zatvorenog prostora)	Claustrofobia (miedo a los espacios cerrados)
Kleptomanija	Cleptomanía
Kloazma (melazma)	Melasma (cloasma)
Klonorkijaza	Clonorquiasis (clonorquiosis)
Koarktacija aorte	Coartación de la aorta
Kočenje šije (ukočeni vrat)	Rigidez de nuca (cuello rígido)
Köhlerova bolest	Enfermedad de Köhler
Kokcidioidomikoza (San Joaquin Valley vrućica)	Coccidioidomicosis
Kokcigodinija	Coccigodinia (dolor de coxis)
Kokošja prsa	Pectus carinatum
Kokošje sljepilo (hemeralopija)	Falta de visión en luz brillante (hemeralopia)
Kolangiocelularni karcinom	Carcinoma de las vías biliares (colangiocarcinoma)
Kolaps	Colapso
Kolera	Cólera
Kolika	Cólico
Koma	Coma
Kominutivni prijelom kosti	Fractura cominuta
Kompresija mozga	Compresión cerebral

Kompresija živca (uklješten živac)	Compresión del nérvio	Krup (akutni opstruktivni laringitis)	Crup (laringotraqueo-bronquitis)
Kontaktni dermatitis	Dermatitis de contacto	Krv u likvoru	Sangre en el líquido cefalorraquídeo
Kontraktura	Contractura		
Kontraktura mišića	Contractura muscular	Krv u stolici (hematohezija)	Sangre en las heces (hematochezia)
Kontraktura zgloba	Contractura articular	Krv u urinu (hematurija)	Sangre en la orina (hematuria)
Konvulzije	Convulsiones		
Konjuktivitis izazvan stranim tijelom	Conjuntivitis por cuerpo extraño	Krvarenje (hemoragija)	Desangramiento (hemorragia)
Koplikove pjege	Manchas de Koplik	Krvarenje iz analnog otvora	Pérdida de sangre a través del ano (rectorragia)
Koprivnjača (urtikarija)	Urticaria	Krvarenje iz maternice (metroragija)	Pérdida de sangre uterina (metrorragia)
Koreoatetoza	Coreoatetosis		
Koriokarcinom	Coriocarcinoma		
Koronarna bolest (koronaropatija)	Enfermedad coronaria	Krvarenje iz nosa (epistaksa)	Pérdida de sangre por la nariz (epistaxis)
Kosi prijelom kosti	Fractura obliqua		
Kožni privjesak (mekani fibrom)	Fibroma blando (fibroma molle)	Krvarenje iz uha	Hemorragia de oído (otorragia)
Krasta	Costra	Krvarenje u jajovod (hematosalpinks)	Colección de sangre en la trompa de Falopio (hematosalpinx)
Kratkovidnost	Miopía		
Krepitacija	Crepitación		
Krimska hemoragijska groznica	Fiebre hemorrágica de Crimea-Congo	Krvarenje u zglob (hemartroza)	Sangrado interno de las articulaciones (hemartrosis)
Kriptogena ciroza	Cirrosis criptogénica		
Kriptokokoza	Criptococcosis	Krvavi iskašljaj (hemoptiza)	Sangre en el esputo (hemoptisis)
Krivi vrat (tortikolis)	Tortícolis	Krvni ugrušak (tromb)	Coágulo sanguíneo (trombo)
Križobolja (lumbosakralni sindrom)	Dolor de espalda baja (lumbalgia)	Ksantelazma	Xantelasma
		Ksantom	Xantoma
		Kuga	Peste
Kromomikoza	Cromomicosis (cromoblastomicosis)	Kuglasta aneurizma arterije mozga	Aneurisma cerebral arterial sacular
Kronična bol	Dolor crónico	Kuru (smrtni smijeh)	Kuru (muerte de la risa)
Kronična cerebrospinalna venozna insuficijencija	Insuficiencia venosa cerebro-espinal crónica	Kussmaulovo disanje	Respiración de Kussmaul
		Kvržica	Nudo
Kronična limfocitna leukemija	Leucemia linfocítica crónica	Laceracija mozga	Laceración cerebral
		Lajmska bolest (Lajmska borelioza)	Enfermedad de Lyme (borreliosis de Lyme)
Kronična mijeloična leukemija	Leucemia mieloide crónica		
		Lamblijaza (giardijaza)	Giardiasis (lambliasis)
Kronična opstruktivna plućna bolest	Enfermedad pulmonar obstructiva crónica	Laringospazam	Laringoespasmo
		Legg-Calvé-Perthesova bolest	Síndrome de Legg-Calvé-Perthes
Kronična paroksizmalna hemikranija (Sjaastadov sindrom)	Hemicránea crónica paroxismal	Lejomiom	Leiomioma
		Lejomiosarkom	Leiomiosarcoma
		Lepra (guba)	Lepra
		Leptospiroza	Leptospirosis
Kronično zatajenje bubrega	Insuficiencia renal crónica	Lericheov sindrom	Síndrome de Leriche
		Leukemija	Leucemia
Krpeljni meningoencefalitis	Meningoencefalitis de garrapata	Leukocitoza	Leucocitosis
		Leukodistrofija	Leucodistrofia
Kruljenje u želucu	Sonidos de tripas (borborigmo)	Leukoplakija	Leucoplaquia
		Limfangiom	Linfangioma

Limfangiosarkom	Linfangiosarcoma	Marburška	Fiebre hemorrágica
Limfatična leukemija	Leucemia linfática	hemoragijska groznica	de Marburgo
Limfedem (zastoj limfe)	Linfedema	Marfanov sindrom	Síndrome de Marfan
		Masna embolija	Embolismo graso
Limfocitni koriomeningitis	Coriomeningitis linfocítica	Masna metarmofoza jetre	Metamorfosis grasa del hígado
Limfom	Linfoma	Mastopatija	Mastopatía
Lipodistrofija	Lipodistrofia	Medularni karcinom	Carcinoma medular
Lipom	Lipoma		
Lipomatoza gušterače (masna infiltracija gušterače)	Lipomatosis pancreática (reemplazo graso del páncreas)	Meduloblastom	Meduloblastoma
		Megakolon	Megacolon
		Megaloblastična anemija (anemija radi deficita vitamina)	Anemia megaloblástica
Liposarkom	Liposarcoma		
Listerioza	Listeriosis		
Lišaj (lichen planus)	Liquen plano	Mehaničke ozljede	Lesiones mecánicas
		Mehanički ikterus	Ictericia obstructiva
Lišmenijaza	Leishmaniasis	Meki čankir	Chancroide (chancro blando)
Lobster Claw stopalo	Ectrodactilia en pie		
		Melanom	Melanoma
Lojna cista	Quiste sebáceo	Melioidoza	Melioidosis
Lordoza	Lordosis	Menierova bolest	Enfermedad de Menière
Luetični osteomijelitis	Osteomielitis luética		
		Meningeom	Meningioma
Lupanje srca (palpitacije)	Palpitación	Meningoencefalokela	Meningoencefalocele
Ljuštenje kože (deskvamacija)	Desquamación	Meningokela	Meningocele
		Meningomijelokela	Mielomeningocele
Madelungov deformitet	Deformidad de Madelung	Meniskopatija	Meniscopatia
		Menopauza (klimakterij)	Menopausia
Madež (nevus)	Nevus (nevo)		
Malapsorpcija	Malabsorción	Menstrualne smetnje	Trastorno menstrual
Malarija	Malaria (paludismo)		
Maligna hipertenzija	Hipertensión maligna	Mentalna retardacija	Retraso mental
Manija	Manía	Metabolička acidoza	Acidosis metabólica
Manjak estrogena	Deficiencia de estrógenos		
		Metalna groznica	Fiebre de los vapores metálicos
Manjak faktora koagulacije	Deficiencia de factor de coagulación		
		Metastaza	Metástasis
Manjak sperme (oligospermija)	Bajo volumen de semen (oligospermia)	Metatarzalgija (Mortonova metatarzalgija)	Metatarsalgia
Manjak vitamina	Carencia de vitamina		
Manjak vitamina A	Carencia de vitamina A	Meteoropatija	Meteoropatía
		Mezoteliom	Mesotélioma
Manjak vitamina B1	Carencia de vitamina B1	Mezoteliosarkom	Mesotélioma sarcomatoide
		Miastenija gravis	Miastenia gravis
Manjak vitamina B2	Carencia de vitamina B2	Micetoma	Micetoma
		Migrena	Migraña (jaqueca)
Manjak vitamina B3	Carencia de vitamina B3	Mijalgični sindrom vrata	Mialgia cervical
Manjak vitamina B12	Carencia de vitamina B12	Mijelodisplastični sindrom	Síndrome mielodisplásico (preleucemia)
Manjak vitamina C	Carencia de vitamina C		
		Mijeloična leukemija	Leucemia mieloide
Manjak vitamina D	Carencia de vitamina D	Mikoza	Micosis
		Miksedem	Mixedema
Manjak vitamina K	Carencia de vitamina K	Miksom	Mixoma
		Miksosarkom	Mixosarcoma

Milijarija rubra	Miliaria rubra (sarpullido por el calor)
Milije (dječje akne)	Milium (milia)
Mioblastom	Mioblastoma
Miogeloza	Miogelosis
Mioklaničko trzanje (mioklonus)	Mioclono
Miom	Mioma
Miosarkom	Miosarcoma
Mišićna distrofija	Distrofia muscular
Mišićna hipotonija	Hipotonía muscular
Mišični grč (spazam)	Espasmo muscular (calambre)
Mjesečarenje (somnambulizam)	Sonambulismo (noctambulismo)
Mješoviti maligni tumor	Tumor mixto maligno
Mješoviti tumor	Tumor mixto
Mladenački reumatoidni artritis (juvenilni reumatoidni artritis)	Artritis juvenil
Mlohavi mišić	Músculo flácido
Modrica (ekhimoza)	Moretón (equimosis)
Molusk	Molusco contagioso
Monocitična leukemija	Leucemia monocítica
Mononukleoza (bolest poljupca)	Mononucleosis infecciosa (fiebre glandular, enfermedad de Pfeiffer)
Morbus Hoffa	Enfermedad de Hoffa
Morbus Preiser	Enfermedad de Preiser
Morbus Van Neck	Enfermedad de Van Neck
Morska bolest	Mal de mar
Moždani udar	Derrame cerebral (accidente cerebrovascular)
Moždano krvarenje (apopleksija)	Apoplejía (golpe apoplético)
Mrena (katarakta)	Catarata
MRSA	SARM
Mršavljenje	Pérdida de peso
Mučnina	Náusea
Mukocela	Mucocele
Mukopolisaharidoza	Mucopolisacaridosis
Multipla sistemska atrofija	Atrofia multisistémica
Multipla skleroza	Esclerosis múltiple
Multiple egzostoze	Exostosis múltiple hereditaria
Mutni urin	Orina turbia
Nadutost i vjetrovi	Hinchazón y gases (flatulencia, ventosidad)
Nagluhost	Corto de oído (parcialmente sordo)
Nagnječenje (zgnječenje, kontuzija)	Contusión
Nagnječenje mozga	Contusión cerebral
Napadaj panike	Ataque de pánico
Napetost trbušne stijenke	Tensión de la pared abdominal
Narkolepsija	Narcolepsia (síndrome de Gelineau, epilepsia del sueño)
Nasilna smrt	Muerte violenta
Nefrotski sindrom	Síndrome nefrótico
Nefroza	Nefrosis
Neionizirajuća ozračenost	Irradiación no-ionizante
Nejednaka veličina zjenica (anizokorija)	Asimetría del tamaño de las pupilas (anisocoria)
Nekontrolirani pokreti očiju (opsoklonus)	Movimientos involuntarios y rápidos de los ojos (opsoclonus)
Nekontrolirano psovanje (koprolalija)	Expresión vocal involuntaria de obscenidades (coprolalia)
Nekrotizirajući fasciitis	Fascitis necrotizante
Nekroza	Necrosis
Nemir (anksioznost)	Ansiedad
Nemogućnost kretanja	Incapacidad de movimiento
Nemogućnost mokrenja	Incapacidad para orinar
Neplodnost (sterilitet)	Infertilidad
Nepodnošenje glutena	Intolerancia al gluten
Nepodnošenje laktoze (netolerancija laktoze)	Intolerancia a la lactosa
Nepotpuni prijelom kosti (napuknuće kosti)	Fractura incompleta
Nerazvijenost organa (aplazija organa)	Desarrollo detenido de un órgano (aplasia de un órgano)
Nesanica	Insomnio
Nespušteni testis	Descenso incompleto de testículo
Nesvjestica	Inconsciencia
Neuhranjenost	Desnutrición
Neumjerena glad	Aumento anormal de la necesidad de comer (polifagia)
Neuralgija	Neuralgia

Neuralgija trigeminusa	Neuralgia del trigémino
Neuralgija moždanih živaca	Neuralgia craneal
Neurastenija	Neurastenia
Neurinom	Neurinoma
Neuroblastom	Neuroblastoma
Neuroborelioza	Neuroborreliosis
Neurogeni šok	Choque neurogénico
Neurom	Neuroma
Neurom slušnog živca	Neuroma acústico
Neuropatija	Neuropatía
Neuroza	Neurosis
Nistagmus	Nistagmo
Nizak krvni tlak (hipotenzija)	Presión sanguínea baja (hipotensión)
Noćna desaturacija	Apnea del sueño
Noćni grčevi u nogama	Calambres nocturnos en las piernas
Noćno mokrenje (nokturija)	Emisión excesiva de orina durante la noche (nicturia)
Noćno sljepilo	Ceguera nocturna (nictalopia)
Noćno znojenje	Sudor nocturno
Non-Hodgkinov limfom	Linfoma no-Hodgkin
Novorođenačka žutica	Ictericia del recién nacido
Novorođenačke kolike	Cólico del recién nacido
Numularni dermatitis	Dermatitis numular
Obiteljska mediteranska groznica	Fiebre mediterránea familiar
Oduzetost donjih ekstremiteta (paraplegija)	Parálisis de la parte inferior del cuerpo (paraplejía)
Oduzetost gornjih i donjih ekstremiteta i torza (kvadriplegija, tetraplegija)	Parálisis en brazos y piernas (tetraplejía, cuadriplejia)
Oduzetost jedne polovine tijela (hemiplegija)	Parálisis de una mitad lateral del cuerpo (hemiplejía)
Oduzetost simetričnih dijelova tijela (diplegija)	Parálisis de partes simétricas del cuerpo (diplejía)
Odvajanje mrežnice (ablacija retine)	Desprendimiento de retina
Ograničena pokretljivost zgloba	Rango de movimiento articular limitado
Ogrebotina	Rasguño
Ojedina (abrazija)	Abrasión (escoriación)
Okcipitalna neuralgija	Síndrome occipital (neuralgia occipital)
Oligodendrogliom	Oligodendroglioma
Oligomenoreja	Oligomenorrea
Onkocerkijaza (riječno sljepilo)	Oncocercosis
Opća alopecija	Alopecia areata universal
Opeklina	Quemadura
Opeklina od meduze	Quemadura de medusa
Opeklina od strujnog udara	Quemadura eléctrica
Opetovani prijelom kosti	Fractura repetida
Opstruktivna lezija tankog crijeva	Lesión obstructiva del intestino delgado
Opstruktivni šok	Choque obstructivo
Orijentalni ulkus (kožna lišmenijaza)	Leishmaniasis cutánea (uta)
Oroya groznica (Carrionova bolest)	Fiebre de la Oroya (enfermedad de Carrión, verruga peruana)
Osgood-Schlatterova bolest	Enfermedad de Osgood-Schlatter
Osificirajući miozitis	Miositis osificante
Osip	Sarpullido (erupción, eccema)
Osjećaj "tijesnih cipela"	Sensación de "zapatos apretados"
Osjećaj straha	Sensación de miedo
Osjetljivost na bol (algezija)	Sensibilidad al dolor (algesia)
Ospice (morbili)	Sarampión
Osteoartropatija hipertrofika Pierre Marie	Osteoartropatía hipertrófica (enfermedad de Bamberger-Marie)
Osteogeneza imperfekta (staklaste kosti)	Osteogénesis imperfecta (huesos de cristal)
Osteohondrom	Osteocondroma
Osteom	Osteoma
Osteomalacija	Osteomalacia
Osteopetroza (zadebljane kosti, bolest mramornih kostiju)	Osteopetrosis (enfermedad de los huesos de marmol)
Osteoporoza	Osteoporosis
Osteosarkom	Osteosarcoma
Osteoskleroza	Osteosclerosis
Oštećenje perifernog živca	Lesión de nervio periférico
Oštećenje živca (lezija živca)	Lesión de nervio
Oštra bol	Dolor afilado
Oteklina	Hinchazón
Otežan govor (disfazija)	Trastorno del lenguaje (disfasia)
Otežano disanje	Dificultad de respiración

Otežano gutanje (disfagija)	Dificultad para tragar (disfagia)
Otežano pražnjenje crijeva (otežana defekacija)	Dificultad para la defecación (tenesmo rectal)
Otežano usporeno mokrenje (dizurija)	Dificultad al orinar (disuria)
Otok očnog živca (zastojna papila)	Edema del nervio óptico
Otvoreni ductus arteriosus (Ductus arteriosus persistens)	Ductus arterioso persistente (conducto arterioso persistente)
Otvoreni prijelom kosti	Fractura abierta
Ovapnjenje (kalcifikacija)	Calcificación
Ovisnost	Adicción (dependencia)
Ovisnost o drogama	Adicción a las drogas (drogodependencia)
Ovisnost o kockanju (ludopatija)	Adicción a jugar (ludopatía, ludomanía)
Ovisnost o seksu	Adicción sexual
Ozeblina	Congelamiento
Ozljede električnom strujom (strujni udar)	Lesiones por corriente eléctrica
Ozljede glave i mozga	Lesiones de la cabeza y del cerebro
Ožiljak	Cicatriz
Pad krvnog tlaka	Caída de la presión arterial
Pagetova bolest	Enfermedad de Paget
Panaricij	Panadizo
Pannerova bolest	Enfermedad de Panner
Papatači- groznica	Fiebre pappataci
Papilarni karcinom	Carcinoma papilar
Papilom	Papiloma
Parafimoza	Parafimosis
Paragonimijaza	Paragonimosis (paragonimiasis)
Parakokcidioidomikoza (brazilska blastomikoza)	Paracoccidioidomicosis
Paraliza (oduzetost, kljenut)	Parálisis
Paranefritički apsces	Absceso perinéfrico
Paranoja	Paranoia
Parazitarna bolest (parazitoza)	Enfermedad parasitaria (parasitosis)
Pareza	Paresis
Parkinsonova bolest	Enfermedad de Parkinson
Parodontoza	Periodontitis (piorrea)
Paronihija	Paroniquia
Patuljasti rast (nanizam)	Enanismo
Paukoliki angiom (spider nevus)	Angioma en araña (angioma aracnoideo)
Pećenje (žarenje)	Sensación de ardor
Pećenje za vrijeme mokrenja	Ardor al orinar
Pemfigus	Pénfigo
Perianalni apsces	Absceso perianal
Periodično disanje (Cheyne-Stokesovo disanje)	Respiración periódica (respiración de Cheynes-Stokes)
Perniciozna anemija	Anemia perniciosa
Perut	Caspa
Petehije	Petequia
Petni trn	Espuela de talón (espuela calcánea)
Petno stopalo	Pie calcáneo
Pigmentna distrofija mrežnice	Retinitis pigmentosa
Pijelonefritis (infekcija bubrega)	Pielonefritis (infección urinaria alta)
Pilonidalna cista	Quiste pilonidal
Pilorospazam	Pilorospasmo
Pinta	Pinta
Pionefroza	Pionefrosis
Piromanija	Piromanía
Pitirijaza (svjetlije mrlje na osunčanoj koži, Tinea versicolor)	Tiña versicolor (pitiriasis versicolor)
Pjenušavi ispljuvak	Esputo espumoso
Planocelularni karcinom	Carcinoma de células escamosas
Plantarni fasciitis	Fascitis plantar
Plastična induracija penisa	Enfermedad de La Peyronie (induración plástica del pene)
Plazmocitom (multipli mijelom)	Plasmacitoma (mieloma múltiple)
Plik	Ampolla
Plinska gangrena	Gangrena gaseosa
Plivačko koljeno	Rodilla de nadador de pecho (bursitis de la pata de ganso)
Plućna embolija	Embolia pulmonar
Plućna hipertenzija	Hipertensión arterial pulmonar
Plućna idiopatska fibroza	Fibrosis pulmonar idiopática
Plućna kongestija	Congestión pulmonar
Plućni edem	Edema pulmonar
Plućno srce	Enfermedad cardíaca pulmonar (cor pulmonale)
Pneumocistična upala pluća	Neumonía por Pneumocystis

Pneumokonioza	Neumoconiosis
Pneumotoraks	Neumotórax
Podražaj na povraćanje	Ganas de vomitar
Podraženo koljeno (skakačko koljeno)	Rodilla de saltador (tendinopatía rotuliana)
Podrigivanje	Eructo
Pojačan osjećaj žeđi (polidipsija)	Aumento anormal de la sed (polidipsia)
Pojačana dlakavost	Exceso de cabello (hipertricosis)
Pojačano lučenje sline (hipersalivacija)	Excesiva producción de saliva (hipersalivación)
Pojačano opadanje kose	Aumento de la caída del cabello
Pokvareni zub	Diente podrido
Policistični bubreg	Enfermedad poliquística renal
Policitemija	Policitemia
Polidaktilija	Polidactilia
Polimiozitis	Polimiositis
Polip	Pólipo
Polip na debelom crijevu	Pólipo de colon
Polip na glasnicama	Pólipo de las cuerdas vocales
Polip na grliću maternice	Pólipo cervical
Polip maternice	Pólipo endometrial
Polip u nosu (nosni polip)	Pólipo nasal
Poprečni prijelom kosti	Fractura transversal
Poprečno debelo crijevo	Colon transverso
Poremećaj ishrane	Trastorno alimentario
Poremećaj koncentracije	Trastorno por déficit de atención
Poremećaj koordinacije mišićnih pokreta (ataksija)	Descoordinación en el movimientos musculares (ataxia)
Poremećaj kretanja	Trastorno de movimiento
Poremećaj mokrenja	Trastorno de la micción
Poremećaj osobnosti	Trastorno de personalidad
Poremećaj ponašanja	Trastorno del comportamiento
Poremećaj ravnoteže	Trastorno del equilibrio
Poremećaj sluha	Trastorno de la audición
Poremećaj spavanja	Trastorno del sueño
Poremećaj spolne diferencijacije	Trastorno de la diferenciación sexual
Poremećaj učenja	Dificultad del aprendizaje
Poremećaj vida	Trastorno de la visión
Porfirija	Porfiria
Portalna hipertenzija	Hipertensión portal
Pospanost (somnolencija)	Somnolencia
Postnekrotična ciroza	Cirrosis postnecrótica
Posttraumatska glavobolja	Cefalea postraumática
Posttraumatski stresni poremećaj (PTSP)	Trastorno por estrés postraumático
Posttrombotički sindrom	Síndrome postrombótico
Posturalna križobolja	Dolor de espalda postural
Posturalni edem (statički edem)	Edema postural
Pothlađenost (hipotermija)	Hipotermia
Potkovičasti bubreg	Riñón de herradura (fusión en los riñones)
Potkožni emfizem	Enfisema subcutáneo
Potres mozga	Conmoción cerebral
Povećan razmak između dva organa ili dijela tijela (hiperteloriznm)	Aumento de la separación de los organos (hipertelorismo)
Povećanje jetre (hepatomegalija)	Aumento del tamaño del hígado (hepatomegalia)
Povećanje limfnih čvorova (limfadenopatija)	Aumento de volumen de los ganglios linfáticos (linfadenopatía)
Povišen inzulin u krvi (hiperinzulinizam)	Hiperinsulinismo
Povišen kolesterol u krvi (hiperkolesterolemija)	Colesterol elevado de la sangre (hipercolesterolemia)
Povišen šećer u krvi (hiperglikemija)	Cantidad excesiva de glucosa en la sangre (hiperglucemia, hiperglicemia)
Povišena tjelesna temperatura	Aumento en la temperatura corporal
Povraćanje	Vómito (emesis)
Povraćanje bez mučnine (povraćanje u luku, cerebralno povraćanje)	Vómito sin náusea (vómito cerebral)
Povraćanje krvi (hematemeza)	Vómito de sangre (hematemesis)
Povratna groznica	Fiebre reincidente
Površinsko plitko disanje	Respiración superficial

Predmenstruacijski sindrom (PMS)	Síndrome premenstrual
Prednji sindrom sraza gornjeg nožnog zgloba	Pinzamiento anterolateral del tobillo
Predoziranje drogom	Sobredosis por droga
Predoziranje lijekom	Sobredosis de medicamentos
Predsimptom bolesti prije nego se bolest razvije	Síndrome prodrómico
Prehlada (hunjavica)	Resfriado común (resfrío)
Prekomjerno jedenje (hiperfagija)	Ingestas descontroladas de alimentos (hiperfagia)
Prekomjerno znojenje (hiperhidroza)	Excesiva producción de sudor (hiperhidrosis)
Preosjetljivost na podražaj (hiperestezija)	Sensación exagerada de los estímulos táctiles (hiperestesia)
Preponska kila	Hernia inguinal
Prerano splono fizičko sazrijevanje istog spola	Desarrollo sexual prematuro del mismo sexo
Prerano spolno fizičko sazrijevanje suprotnog spola	Desarrollo sexual prematuro del sexo opuesto
Prestanak lučenja urina	Supresión de la secreción de orina
Preuranjeni pubertet	Pubertad precoz
Prijelom baze lubanje	Fractura de la base del cráneo
Prijelom bedrene kosti	Fractura de fémur
Prijelom članka prsta	Fractura de falange del dedo
Prijelom dijafize bedrene kosti	Fractura de la diáfisis del fémur
Prijelom falange nožnog palca	Fractura de los huesos del dedo gordo del pie
Prijelom glavice palčane kosti	Fractura de la cabeza del radio
Prijelom gležnja	Fractura de tobillo
Prijelom goljenične kosti	Fractura de tibia
Prijelom gornje i/ili donje čeljusti	Fractura de maxilar y/o mandíbula
Prijelom ivera (prijelom patele)	Fractura de la rótula
Prijelom ključne kosti	Fractura de clavícula
Prijelom kondila nadlaktične kosti	Fractura de epicóndilo humeral
Prijelom kosti (fraktura kosti)	Fractura de hueso
Prijelom kosti s pomakom	Fractura-dislocación
Prijelom lakatne kosti	Fractura de cúbito
Prijelom lakatnog vrha (prijelom olekranona)	Fractura de olécranon
Prijelom lisne kosti	Fractura del peroné
Prijelom lopatice	Fractura de escápula
Prijelom kosti stopala	Fractura de metatarso
Prijelom mlade kosti	Fractura en rama verde
Prijelom nadlaktice	Fractura del húmero
Prijelom nadlaktice u području dijafize	Fractura diafisaria del húmero
Prijelom navikularne kosti	Fractura de escafoides (fractura navicular)
Prijelom obje kosti potkoljenice	Fractura de tibia y peroné
Prijelom obje podlaktične kosti	Fractura de radio y cúbito
Prijelom palčane kosti	Fractura del radio
Prijelom palčane kosti loco typico	Fractura distal del radio
Prijelom petne kosti	Fractura del calcáneo
Prijelom rebra	Fractura de costilla
Prijelom trupa kralješka	Fractura de cuerpo vertebral
Prijelom vrata bedrene kosti	Fractura de cuello del fémur
Prijelom vrata nadlaktične kosti	Fractura de cuello del húmero
Prijelom zamora	Fractura por estrés
Prijelom zamora goljenične kosti	Fractura por estrés de la tibia
Prijelom zdjelice	Fractura de pelvis
Prijevremena ejakulacija	Eyaculación precoz
Primarni amebni meningoencefalitis	Meningoencefalitis amebiana primaria
Prinzmetalova angina	Angina de Prinzmetal
Prirodna smrt	Muerte natural
Probadajuća bol	Dolor tipo punzada
Probavne smetnje	Indigestión
Produktivni kašalj	Tos productiva
Profesionalno oboljenje	Enfermedad profesional
Progresivna mišićna distrofija	Distrofia muscular progresiva
Progresivno okoštavanje mišića	Miositis osificante progresiva
Proktitis	Proctitis
Prolaps maternice (spuštena maternica)	Prolapso del útero
Prolaps rektuma	Prolapso rectal
Proljev (dijarea)	Diarrea

Promjene apetita	Cambios en el apetito
Promjene boje kože	Cambios en el color de la piel
Promjene glasa	Cambios en la voz
Promjene na madežima	Cambios en los lunares
Promjene na sluznici	Cambios en la membrana mucosa
Promjene oblika kosti	Cambios en la forma de los huesos
Promjene osjeta dodira	Cambios en la sensibilidad táctil
Promjene osjeta mirisa	Cambios en la sensibilidad olfatoria
Promjene osjeta okusa	Cambios en sensación de sabores
Promjene osobnosti	Cambios de personalidad
Promjene raspoloženja	Oscilaciones del humor
Promjene stanja svijesti	Cambios en la conciencia
Promuklost	Ronquera
Prostrijelna rana	Herida de bala
Proširene vene	Varices
Proširene vene jednjaka (flebektazije)	Varices esofágicas
Proširene vene na nogama	Venas varicosas de las piernas
Proširene vratne vene	Varices del cuello
Proširene zjenice	Pupilas dilatadas
Prsnuće (puknuće, razdor, ruptura)	Ruptura (rotura)
Prsnuće aneurizme	Ruptura del aneurisma
Prva mjesečnica (menarha)	Primera menstruación (menarquia)
Pseudoepiteliematozna hiperplazija	Hiperplasia pseudo-epiteliomatosa
Psihičke promjene	Cambios psíquicos
Psihofizička usporenost	Respuestas psicofisiológicas lentas
Psihoneuroza	Psiconeurosis
Psihopatija	Psicopatía
Psihoza	Psicosis
Psitakoza	Psitacosis (fiebre del loro)
Psorijatični artritis	Artritis psoriásica
Psorijaza	Psoriasis
Ptičja gripa podtip H5N1	Gripe aviar H5N1
Puknuće Ahilove tetive	Ruptura del tendón de Aquiles
Puknuće bubnjića (perforacija bubnjića, timpanoreksija)	Perforación del tímpano
Puknuće čira (perforacija ulkusa)	Úlcera perforada
Puknuće ligamenta	Ruptura de ligamento
Puknuće tetive	Ruptura del tendón
Pulsirajuća bol	Dolor pulsante
Pupčana kila (umbilikalna hernija)	Hernia umbilical
Purpura	Púrpura
Puštanje vjetra (flatulencija, plinovi)	Tener gases (flatulencia)
Q-groznica	Fiebre Q
Rabdomiom	Rabdomioma
Rabdomiosarkom	Rabdomiosarcoma
Radioaktivna ozračenost	Irradiación radioactiva
Radioulnarna sinostoza	Sinostosis radiocubital
Rahitis	Raquitismo
Rak dojke	Cáncer de mama
Rak grlića maternice	Cáncer del cuello uterino (cáncer cervical)
Rak prostate	Cáncer de próstata
Rak želuca	Cáncer de estómago (cáncer gástrico)
Rana	Herida
Rascjep mokraćnog mjehura	Ruptura de la vejiga urinaria
Rascjep usne i nepca	Labio leporino (fisura labial)
Rastrgnuće mišića (ruptura mišića)	Ruptura muscular
Raynaudova bolest	Enfermedad de Raynaud
Razderotina	Laceración
Razdor meniskusa	Ruptura de menisco
Razdor prednje ukrižene sveze koljenskog zgloba	Ruptura de ligamento cruzado anterior
Razdor rotatorne manžete ramenog zgloba	Ruptura del manguito rotador
Razdražljivost	Exasperación
Razrokost (strabizam)	Estrabismo
Razvojne anomalije	Anomalías del desarrollo
Reiterov sindrom	Síndrome de Reiter (artritis reactiva)
Renalna tubularna acidoza	Acidosis tubular renal
Renovaskularna hipertenzija	Hipertensión renovascular
Respiratorna alkaloza	Alcalosis respiratoria
Respiratorni distres sindrom	Síndrome de distrés respiratorio
Restriktivna kardiomiopatija	Cardiomiopatía restrictiva

Retencija testisa (kriptorhizam)	Criptorquidismo
Retikuloendotelijalni sarkom	Reticulosarcoma (sarcoma reticuloendotelial)
Retrolentalna fibroplazija	Retinopatía de la prematuridad
Retroperitonealna fibroza (Ormondova bolest)	Fibrosis retroperitoneal
Retrovertirani uterus	Retroversión del útero
Reumatoidni artritis	Artritis reumatoide
Reumatska bolest srca	Cardiopatía reumática
Reumatska groznica	Fiebre reumática
Reumatska polimialgija	Polimialgia reumática
Reyeov sindrom	Síndrome de Reye
Rezna rana (posjekotina)	Herida por corte
Rh-inkompatibilnost (hemolitička bolest novorođenčeta)	Enfermedad hemolítica del recién nacido (incompatibilidad Rh)
Riedelov tireoiditis	Tiroiditis de Riedel
Rift Valley groznica	Fiebre de Rift Valley
Rikecioza	Rickettsiosis
Rinitis	Rinitis
Rizartroza	Rizartrosis
Rozacea	Rosácea
Rozeola infantum (egzantema subitum, šesta bolest)	Roséola (exantema súbito)
Rubeola (crljenac)	Rubéola
Ruptura slezene	Ruptura del bazo
Sakagija	Muermo
Salmoneloza	Salmonelosis
Samoozljeđivanje	Autolesión (automutilación)
Sarkoidoza	Sarcoidosis (enfermedad de Besnier-Boeck)
Sarkom	Sarcoma
Sarkopenija	Sarcopenia
Savijanje kosti	Torsión del hueso
Seboreična keratoza	Queratosis seborreica
Seboreja	Seborrea
Sekrecija iz nosa	Moco (mucus) nasal
Sekundarna hipertenzija	Hipertensión secundaria
Semikoma	Semicoma
Sepsa	Sepsis
Septički šok	Choque séptico
Septikemija	Septicemia
Severova bolest	Enfermedad de Sever
SIDA (sindrom stečene imunodeficijencije, AIDS)	SIDA (síndrome de inmunodeficiencia adquirida)
Sideroza	Siderosis
Sifilis (lues)	Sífilis
Silikoza	Silicosis
Silosna pluća	Enfermedad de los ensiladores
Sindaktilija	Sindactilia
Sindrom akutne respiratorne insuficijencije (SARS)	Síndrome respiratorio agudo severo (SRAS, SARS)
Sindrom bolnih prepona	Síndrome de dolor inguinal
Sindrom bolnog ramena (adhezivni kapsulitis ramena, smrznuto rame)	Capsulitis adhesiva del hombro
Sindrom bubnjarskog palca (Morbus DeQuervain)	Síndrome de DeQuervain
Sindrom ekonomske klase	Síndrome de la clase turista
Sindrom fascijalnog prostora	Síndrome compartimental
Sindrom iritabilnog crijeva (spastični kolon)	Síndrome de intestino irritable (colon irritable, colon espástico)
Sindrom iznenadne smrti dojenčeta	Síndrome de muerte súbita del lactante (muerte en cuna)
Sindrom karpalnog tunela	Síndrome del túnel carpiano
Sindrom kopljaškog lakta	Síndrome del túnel cubital
Sindrom kroničnog umora	Síndrome de fatiga crónica
Sindrom m. popliteusa	Tendinitis poplítea
Sindrom mačjeg krika	Síndrome del maullido del gato (síndrome de Lejeune)
Sindrom mlohavog djeteta	Síndrome de bebé flácido
Sindrom Morquio (mukopolisaharido-za tip IV)	Enfermedad de Morquio (mucopolisacaridosis tipo IV)
Sindrom prenaprezanja	Síndrome de sobreuso
Sindrom prenaprezanja Ahilove tetive	Tendinitis por sobreuso en el tendón de Aquiles
Sindrom sraza ramena (subakromijalni sindrom sraza)	Síndrome del conflicto subacromial

Sindrom sraza stražnjeg nožnog zgloba	Síndrome de pinzamiento posterior del tobillo
Sindrom stražnje lože natkoljenice (sindrom hamstringsa)	Síndrome de isquiosurales cortos
Sindrom stražnjeg tibijalnog mišića	Síndrome del tibial posterior
Sindrom tarzalnog kanala	Síndrome del túnel tarsiano
Sindrom trenja iliotibijalnog traktusa	Síndrome de fricción de la banda iliotibial
Sindrom vrat-rame (cervikobrahijalni sindrom)	Síndrome cérvico-braquial
Sinkopa	Sincope
Sinovijalni sarkom	Sarcoma sinovial
Sinoviom	Sinovioma
Sinusna glavobolja	Dolor de cabeza por sinusitis
Siringomijelija	Siringomielia
Sistemski lupus eritematozus	Lupus eritematoso sistémico
Sjögrenov sindrom	Síndrome de Sjögren
Sklerodermija	Esclerodermia
Sklerozirajuća adenoza	Adenosis esclerosante
Skolioza	Escoliosis
Skorbut	Escorbuto
Skotom	Escotoma
Slabokrvnost (anemija)	Anemia
Slabost	Debilidad
Slaboumnost	Imbecilidad
Slabovidnost	Ojo vago (ambliopía)
Slinjenje	Sialorrea (ptialismo)
Sluzava stolica	Moco en las heces
Sljepoća	Ceguera
Smanjeno izlučivanje urina (oligurija)	Disminución de producción de orina (oliguria)
Smeđi urin	Orina de color marrón
Smetenost	Confusión
Smrt	Muerte
Smrzotina	Sabañón
Snižena temperatura tijela (hipotermija)	Temperatura corporal baja (hipotermia)
Sniženi imunitet	Inmunodeficiencia
Sopor	Sopor
Sor (oralna kandidijaza)	Candidiasis oral (muguet oral)
Spermatokela (cista epididimisa)	Espermatocele
Spina bifida	Espina bífida
Spinalni šok	Choque espinal
Spiralni prijelom kosti	Fractura espiral
Splenomegalija	Esplenomegalia
Spolno prenosiva bolest	Enfermedad de transmisión sexual
Spondilitis	Espondilitis
Spondilolisteza	Espondilolistesis
Spondiloza	Espondilosis
Spontane frakture	Fracturas espontáneas
Sporotrihoza	Esporotricosis
Sportska ozljeda	Lesión deportiva
Sportsko srce	Corazón de atleta (hipertrofia del corazón del deportista)
Sposobnost kretanja	Capacidad de movimiento
Sprengelova bolest (scapula alta)	Deformidad de Sprengel
Spušteni bubreg (putujući bubreg, nefroptoza)	Riñón flotante (ptosis renal, nefroptosis)
Spušteni kapak (blefaroptoza)	Despredimiento del párpado superior (blefaroptosis)
Spušteno stopalo (pes planus)	Pie plano (pes planus, arcos vencidos)
Srašteni vrat (sindrom Klippel-Feil)	Fusión congenita de vértebras cervicales (síndrome de Klippel-Feil)
Srčana aritmija	Arritmia cardíaca
Srčana astma (paroksizmalna dispneja)	Disnea paroxística nocturna
Srčana bolest (kardiopatija)	Enfermedad del corazón (cardiopatía)
Srčana dekompenzacija	Descompensación cardíaca
Stafilokokno trovanje hranom	Intoxicación alimentaria por estafilococo dorado
Staračka dalekovidnost (prezbiopija)	Vista cansada por la edad (presbiopía)
Staračka nagluhost (prezbiakuzija)	Trastorno de la capacidad para oír de las personas envejecen (presbiacusia)
Stenoza aortnog ušća	Estenosis de la válvula aórtica
Stenoza jednjaka	Estenosis esofágica
Stenoza mitralnog ušća	Estenosis mitral
Stenoza pilorusa (pilorostenoza)	Estenosis del píloro
Stenoza plućnog ušća (pulmonalna stenoza)	Estenosis de la válvula pulmonar
Stenoza plućne arterije	Estenosis de la arteria pulmonar

Strano tijelo u nosu	Cuerpo extraño en la nariz	Tamponada perikarda	Tamponamiento cardíaco (tamponamiento pericárdiaco)
Strano tijelo u uhu	Cuerpo extraño en el oído		
Streptokokna angina	Faringitis por estreptococo	Tendinitis ekstenzora prstiju stopala	Tendinitis de los extensores de los dedos
Stres-inkontinencija urina	Incontinencia urinaria por estrés	Tendiniti s plesača (tendinitis dugog pregibača palca)	Tendinitis del flexor hallucis longus
Stupor	Estupor		
Subarahnoidalno krvarenje	Hemorragia subaracnoidea	Tendinitis stražnjeg tibijalnog mišića	Tendinopatía tibial posterior
Subduralni hematom	Hematoma subdural	Tendinoza (kronična ozljeda tetive)	Tendinosis (lesión crónica del tendón)
Subduralno krvarenje	Hemorragia subdural		
Sudeckova distrofija	Atrofia de Sudeck	Teniski lakat	Codo del tenista (epicondilitis lateral)
Suha gangrena	Gangrena seca	Tenzijska glavobolja	Cefalea tensional
Suha sluznica usta	Sequedad de la boca (xerostomía)	Teratokarcinom	Teratocarcinoma
Suhe oči (kseroftalmija)	Sequedad de los ojos (xeroftalmia)	Teratom	Teratoma
		Termička rana	Herida térmica
Suhi kašalj	Tos seca (tos perruna)	Termičke ozljede	Lesiones térmicas
		Termonuklearne ozljede	Lesiones por una explosión termonuclear
Sunčanica	Insolación		
Suprakondilarni prijelom bedrene kosti	Fractura supracondilar del fémur	Testikularna disgeneza	Disgénesis testicular
		Tetanija	Tetania
Suprakondilarni prijelom nadlaktice	Fractura supracondilar del húmero	Tetanus (zli grč)	Tétanos (tétano)
		Teturav nesiguran hod	Marcha arrastrando los pies
Supramaleolarni prijelom potkoljenice	Fractura supramaleolar de tibia y peroné	Tifusna groznica (tifus)	Fiebre tifoidea (fiebre entérica)
		Tik	Tic
Suzenje očiju	Ojos llorosos	Tinea corporis	Tiña corporal (tinea corporis)
Sužene zjenice	Pupilas pequeñas		
Svinjska gripa	Gripe porcina (influenza porcina, gripe del cerdo)	Tinea favosa (favus)	Tiña favosa (favus, tinea favosa)
Svrab (skabijes)	Arador de la sarna (escabiosis)	Tireotoksikoza (tireotoksična oluja)	Tirotoxicosis
Svrbež	Prurito (picazón, comezón, rasquiña)	Tjemenica (dojenačka seboreja)	Dermatitis seborreica infantil
Šarlah (skarlatina)	Escarlatina (fiebre escarlata)	Toksična infekcija Clostridium perfringensom	Tóxico-infección por Clostridium perfringens
Šećer u urinu (glikozurija)	Azúcar en orina (glucosuria)		
Šepanje	Cojera	Toksična kardiomiopatija	Cardiotoxicidad
Šigeloza	Shigelosis		
Šistosomijaza	Esquistosomiasis (bilharziasis)	Toksokarijaza	Toxocariasis
		Toksoplazmoza	Toxoplasmosis
Šizofrenija	Esquizofrenia	Toničko-klonički napadaj	Crisis tónico-clónica
Šmrcanje	Sorberse la nariz (moqueo)		
		Topli i vlažni dlanovi	Palmas de las manos calientes y mojadas
Šok	Choque (shock)		
Španjolska gripa	Gripe española	Torakalni sindrom	Síndrome del estrecho torácico
Štakorski pjegavac	Tifus endémico murino		
		Torzija testisa	Torsión testicular
Štucavica	Hipo	Touretteov sindrom	Síndrome de Tourette
Šum na srcu	Soplo del corazón		
Tahikardija	Taquicardia	Trahom	Tracoma
Talasemija	Talasemia		

Transplantacija bubrega	Transplante de riñón
Transpozicija aorte	Transposición de la aorta
Transpozicija plućne arterije	Transposición de la arteria pulmonar
Transpozicija velikih žila	Transposición de los grandes vasos
Tranzicionalni karcinom	Carcinoma de células transicionales
Traumatski šok	Choque traumático
Trbušna kolika (abdominalna kolika)	Cólico abdominal
Trbušni paratifus	Fiebre paratifoidea
Trbušni tifus (epidemjski tifus, pjegavac)	Tifus exantemático epidémico
Trifascikularni blok	Bloqueo trifascicular
Trihinoza (trihineloza)	Triquinelosis (triquinosis)
Trihomonazni vaginitis	Trichomonas vaginalis
Trihomonijaza	Trichomoniasis
Tripanosomijaza	Tripanosomiasis
Trisomija 13D (Patauov sindrom)	Síndrome de Patau (trisomía 13)
Trisomija 18D (Edwardsov sindrom)	Síndrome de Edwards (trisomía del 18)
Trkačka potkoljenica	Dolor en las espinillas
Trnjenje	Hormigueo
Trombocitopenija	Trombocitopenia
Tromboembolija	Tromboembolismo
Tromboflebitis	Tromboflebitis
Trombotska trombocitopenična purpura	Púrpura trombocitopénica trombótica
Tromboza	Trombosis
Trovanje	Envenenamiento (intoxicación)
Trovanje alkalima	Intoxicación por álcalis
Trovanje alkoholom	Intoxicación por alcohol
Trovanje arsenom	Envenenamiento por arsénico
Trovanje azbestom	Envenenamiento por asbesto
Trovanje bojnim otrovima	Intoxicación por armas gaseosas
Trovanje cijanidom	Envenenamiento por cianuro
Trovanje gljivama	Envenenamiento por setas
Trovanje hranom	Intoxicación alimentaria
Trovanje insekticidima	Envenenamiento por insecticidas
Trovanje kadmijem	Envenenamiento por cadmio
Trovanje kemijskim oružjem	Intoxicación por armas químicas
Trovanje litijem	Intoxicación por litio
Trovanje metanolom	Intoxicación por metanol
Trovanje olovom	Envenenamiento por plomo
Trovanje paracetamolom	Intoxicación por paracetamol
Trovanje plinom	Envenenamiento por gas
Trovanje ribom	Intoxicación por pescado
Trovanje salicilatima	Intoxicación por salicilatos
Trovanje školjkašima	Intoxicación por mariscos
Trovanje talijem	Envenenamiento por talio
Trovanje teškim metalima	Envenenamiento por metales pesados
Trovanje ugljičnim monoksidom	Intoxicación por monóxido de carbono
Trovanje zračenjem	Envenenamiento por radiación
Trovanje željezom	Intoxicación por hierro
Trovanje živom	Envenenamiento por mercurio
Trzanje mišića	Crispar del músculo (fasciculación)
Tuberkuloza (sušica, TBC)	Tuberculosis (tisis, TBC)
Tuberkuloza bubrega	Tuberculosis renal
Tuberkuloza crijeva	Tuberculosis intestinal
Tuberkuloza jetre	Tuberculosis hepática
Tuberkuloza kosti	Tuberculosis ósea
Tuberkuloza limfnih čvorova	Tuberculosis ganglio-nar (linfadenitis tubercular)
Tuberkuloza pluća	Tuberculosis pulmonar
Tuberkulozni artritis	Artritis tuberculosa
Tuberkulozni spondilitis (Pottova bolest)	Espondilitis tuberculosa
Tubularni adenom	Adenoma tubular
Tularemija (zečja groznica)	Tularemia (fiebre de los conejos)
Tumor	Tumor
Tumor žumanjčane vreće (endodermalni sinus tumor)	Tumor de saco vitelino
Tungijaza	Tungiasis
Tupa bol	Dolor sordo

Tupost u udovima	Torpeza en las extremidades
Turnerov sindrom	Sindrome de Turner
Ubodna rana	Estocada
Ubrzan bazalni metabolizam	Metabolismo basal acelerado
Ubrzani puls	Pulso acelerado
Ubrzano disanje (tahipnea)	Respiración rápida (taquipnea)
Učestalo mokrenje	Micción frecuente
Učestalo mokrenje velikih količina mokraće (poliurija)	Gasto urinario excesivo (poliuria)
Udubljena prsa (ljevkasta prsa)	Pecho hundido (pectus excavatum)
Uganuće zgloba (distorzija zgloba)	Distorsión articular
Uganuće skočnog zgloba	Distorsión del tobillo
Ugriz	Mordedura
Ugriz bijesne životinje	Mordedura de un animal enfermo de rabia
Ugriz crne udovice	Mordedura de viuda negra
Ugriz čovjeka (ljudski ugriz)	Mordedura humana
Ugriz mačke	Mordedura de gato
Ugriz mrava	Picadura de hormiga
Ugriz pauka	Picadura de araña
Ugriz psa	Mordedura de perro
Ugriz škorpiona	Picadura de escorpión
Ugriz štakora	Mordedura de rata
Ugriz zaraženog komarca	Picadura de mosquito infectado
Ugriz zaraženog krpelja	Picadura de garrapata infectada
Ugriz zmije	Mordedura de víbora
Ugrizna rana	Herida por mordedura
Ukočenost	Agarrotamiento
Ulcerozni kolitis	Colitis ulcerosa
Ulozi (giht)	Gota (enfermedad gotosa)
Unutarnje krvarenje	Sangrado interno (hemorragia interna)
Upala	Inflamación
Upala bronhija (bronhitis)	Inflamación de los bronquios (bronquitis)
Upala bronhiola (bronhiolitis)	Inflamación de los bronquiolos (bronquiolitis)
Upala bubrega (nefritis)	Inflamación del riñón (nefritis)
Upala desni (gingivitis)	Inflamación de las encías (gingivitis)
Upala dojke (mastitis)	Inflamación del seno (mastitis)
Upala dušnika (traheitis)	Inflamación de la tráquea (traqueitis)
Upala endometrija maternice (endometritis)	Inflamación del endometrio (endometritis)
Upala epiglotisa (epiglotitis)	Inflamación de la epiglotis (epiglotitis)
Upala fascije (fasciitis)	Inflamación de la fascia (fascitis)
Upala glasnica (laringitis)	Inflamación de la laringe (laringitis)
Upala glavića penisa (balanitis)	Inflamación del glande del pene (balanitis)
Upala grla (grlobolja, faringitis)	Mal de garganta (inflamación de la faringe, faringitis)
Upala gušterače (pankreatitis)	Inflamación del páncreas (pancreatitis)
Upala hvatišta mišića (entezitis)	Inflamación de la zona de inserción de un músculo (entesitis)
Upala jetre (hepatitis)	Inflamación del hígado (hepatitis)
Upala kože (dermatitis)	Inflamación de la piel (dermatitis)
Upala krajnika (tonzilitis)	Inflamación de las amígdalas palatinas (amigdalitis)
Upala labirinta u unutarnjem uhu (labirintitis)	Inflamación del laberinto del oído interno (laberintitis)
Upala limfnog čvora (limfadenitis)	Inflamación de los ganglios linfáticos (linfadenitis)
Upala mišića (miozitis)	Inflamación del músculo esquelético (miositis)
Upala mokraćnog mjehura (cistitis)	Inflamación de la vejiga urinaria (cistitis)
Upala mozga (encefalitis)	Inflamación del encéfalo (encefalitis)
Upala moždanih ovojnica (meningitis)	Inflamación de las meninges (meningitis)
Upala mrežnice (retinitis)	Inflamación de la retina (retinitis)
Upala osrčja (perikarditis)	Inflamación del pericardio (pericarditis)
Upala parametrija (parametritis)	Inflamación del parametrio (parametritis)
Upala pasjemenika (epididimitis)	Inflamación del epidídimo (epididimitis)
Upala plućne ovojnice (pleuritis)	Inflamación de la pleura (pleuritis, pleuresía)

Upala pluća (pneumonija)	Inflamación de los pulmones (neumonía, pulmonía, neumonitis)
Upala potrbušnice (peritonitis)	Inflamación del peritoneo (peritonitis)
Upala prostate (prostatitis)	Inflamación de la próstata (prostatitis)
Upala prsne žlijezde (timitis)	Inflamación del timo (timitis)
Upala rodnice (vaginitis)	Inflamación de la vagina (vaginitis)
Upala rožnice (keratitis)	Inflamación de la córnea (queratitis)
Upala rožnice i sluznice oka (keratokonjuktivitis)	Inflamación de la córnea y de la conjuntiva (queratoconjuntivitis)
Upala sinusa (sinusitis)	Inflamación de los senos paranasales (sinusitis)
Upala slijepog crijeva (apendicitis)	Inflamación del apéndice (apendicitis)
Upala sluzne vreće (burzitis)	Inflamación de la bursa (bursitis)
Upala sluznice mokraćne cijevi (uretritis)	Inflamación de la uretra (uretritis)
Upala sluznice oka (konjuktivitis)	Inflamación de la conjuntiva (conjuntivitis)
Upala sluznice usta (stomatitis)	Inflamación de la mucosa bucal (estomatitis)
Upala srčane ovojnice (endokarditis)	Inflamación del endocardio (endocarditis)
Upala srčanog mišića (miokarditis)	Inflamación del miocardio (miocarditis)
Upala srednje ovojnice oka (uveitis)	Inflamación de la lámina intermedia del ojo (uveítis)
Upala stidnice (vulvitis)	Inflamación de la vulva (vulvitis)
Upala stijenke arterije (arteritis)	Inflamación de las arterias (arteritis)
Upala štitnjače (tireoiditis)	Inflamación de la glándula tiroides (tiroiditis)
Upala testisa (orhitis)	Inflamación del testículo (orquitis)
Upala tetive (tendinitis)	Inflamación de un tendón (tendinitis)
Upala tetive s ovojnicom (tenosinovitis)	Inflamación de un tendón y de su vaina (tenosinovitis)
Upala tetivne ovojnice (sinovitis)	Inflamación de la membrana sinovial (sinovitis)
Upala vena (flebitis)	Inflamación de las venas (flebitis)
Upala zgloba (artritis)	Inflamación de una articulación (artritis)
Upala želučane sluznice (gastritis)	Inflamación de la mucosa gástrica (gastritis)
Upala živca (neuritis)	Inflamación del nervio (neuritis)
Upala žlijezda slinovnica (sialadenitis)	Inflamación de las glándulas salivales (sialadenitis)
Upala žučnog mjehura (holecistitis)	Inflamación de la vesícula biliar (colecistitis)
Upalna bolest zdjelice	Enfermedad pélvica inflamatoria
Urasli nokat (ungvis inkarnatus)	Uña encarnada (onicocriptosis)
Uremija (autointoksikacija radi nelučenja urina)	Uremia (acumulación en la sangre de los productos tóxicos por un fallo renal)
Ureteralni kamenac (ureterolitijaza)	Cálculo en el uréter (ureterolitiasis)
Urinarna inkotinencija	Incontinencia urinaria
Urođena aneurizma arterija baze mozga	Aneurisma congénito arterial de la base del cerebro
Urođena srčana bolest (kongenitalna kardiopatija)	Cardiopatía congénita
Urođena srčana greška	Malformación cardiaca congénita
Urođena stenoza pilorusa	Estenosis congénita del píloro
Urođeno iščašenje kuka (kongenitalna displazija kuka)	Displasia congénita de la cadera (luxación congénita de cadera)
Urogenitalna tuberkuloza	Tuberculosis urogenital
Urogenitalni tumor	Tumor urogenital
Usporen bazalni metabolizam	Metabolismo basal lento
Usporen puls (bradikardija)	Descenso de la frecuencia cardiaca (bradicardia)
Usporeno disanje (bradipneja)	Descenso de la frecuencia respiratoria (bradipnea)
Utapanje	Ahogamiento
Utrnulost udova	Adormecimiento de las extremidades

Uvećani jezik (makroglosija)	Lengua más grande de lo normal (macroglosia)	Vraćanje hrane iz želuca u usta (regurgitacija)	Regreso del contenido alimentario a través del esófago (regurgitación)
Uvućena bradavica	Pezón invertido	Vratno rebro	Costilla cervical
Vaginalni iscjedak	Flujo vaginal	Vrtoglavica	Vértigo
Valovi vrućine (valunzi)	Sofocos	Vulgarne akne	Acné común (acne vulgaris)
Vanjsko krvarenje	Sangrado externo (hemorragia externa)	Whippleova bolest	Enfermedad de Whipple
Varikokela	Varicocele	Wilmsov tumor (nefroblastom)	Tumor de Wilms (nefroblastoma)
Varikozni ulcer (venski ulcer)	Úlcera varicosa	Začepljeni nos	Congestión nasal
Vazomotorni rinitis	Rinitis vasomotora	Zadah iz usta (halitoza)	Mal aliento (halitosis)
Velike boginje (crne boginje, variola vera)	Viruela	Zadebljanje kože	Callosidad (callo)
Venska tromboza	Trombosis venosa	Zaduha (nedostatak daha, dispneja)	Falta de aire (disnea)
Vensko krvarenje	Sangrado venoso (hemorragia venosa)	Zakašnjeli pubertet	Retraso de la pubertad
Ventrikularna fibrilacija	Fibrilación ventricular	Zakočenost zgloba	Rigidez de las articulaciones
Ventrikularna hipertrofija	Hipertrofia ventricular	Zanoktica	Padrastro
Ventrikularni septalni defekt	Comunicación interventricular	Zapletaj crijeva	Retorcimiento anormal del intestino (vólvulo)
Veslačka podlaktica (tendinitis podlaktice)	Tendinitis en el antebrazo	Zastoj disanja (apnea)	Falta de respiración (apnea)
Vibracijska bolest	Enfermedad de las vibraciones	Zastoj urina (urinarna retencija)	Retención de orina
Vibracijski sindrom šaka-ruka	Vibraciones mano brazo (dedo blanco inducido por vibraciones)	Zastoj srca (srčani arest)	Paro cardiaco (parada cardiorrespiratoria)
Virusna hemoragijska groznica	Fiebre hemorrágica viral	Zatajenje bubrega (insuficijencija bubrega)	Fallo renal (insuficiencia renal)
Virusna infekcija	Infección viral	Zatajenje jetre	Fallo hepático (insu-ficiencia hepática)
Virusna upala pluća	Neumonía viral	Zatvor (opstipacija)	Estreñimiento
Virusni hepatitis	Hepatitis viral	Zaušnjaci (mumps, parotitis)	Paperas (parotiditis)
Virusni konjuktivitis	Conjuntivitis viral	Zelenkasta stolica	Heces verdes
Visinska bolest	Mal de montaña (mal de altura)	Zijevanje	Bostezo
Visoki krvni tlak (hipertenzija)	Incremento de la presión sanguínea (hipertensión)	Zika groznica	Fiebre del Zika
		Zimica (tresavica)	Escalofrío (tiritón)
Vitiligo	Vitíligo	Zloćudni tumor (maligni tumor, rak)	Tumor maligno (cáncer)
Vlažna gangrena	Gangrena húmeda		
Vodenasta stolica	Heces acuosas	Znojenje	Transpiración (sudación)
Vodene kozice (varičela)	Varicela	Zoonoza	Zoonosis
Volkmannova ishemična kontraktura	Contractura isquémica de Volkmann	Zračna embolija	Embolia gaseosa
		Zubni kamenac	Placa dental
		Zubni karijes	Caries
Von Recklinghausenova bolest	Neurofibromatosis de tipo 1 (enfermedad de Von Recklinghausen)	Zubobolja	Dolor de muelas
		Zujanje u ušima (tinitus)	Pitidos en el oído (acúfeno, tinnitus)
		Žed	Sed
		Žgaravica	Ardor de estómago (acidez, pirosis)
		Žučna kolika	Cólico biliar

Žučni kamenac (holelitijaza)	Cálculo biliar (litiasis biliar)
Žulj (plik, kurje oko)	Ampolla (callo)
Žuta groznica	Fiebre amarilla
Žuta stolica	Heces amarillas
Žutica (ikterus)	Ictericia
Žutica moždanih jezgri	Kernicterus (encefalopatía neonatal bilirrubínica)

LJEKARNA	FARMACIA
Adrenalin	Adrenalina
Aerosol	Aerosol
Aktivni ugljen	Carbón activado
Alergija na lijek	Alergia al medicamento
Alkohol	Alcohol
Aminofilin	Aminofilina
Ampicilin	Ampicilina
Ampula	Ampolla (recipiente)
Analgetik	Analgésico
Anestetik	Anestésico
Antacid	Antiácido
Antialergik	Antialérgico
Antialkoholik	Fármaco antialcohólico
Antianemik	Antianémico
Antiaritmik	Agente antiarrítmico
Antibiotik	Antibiótico
Antidepresiv	Antidepresivo
Antidiabetik	Antidiabético
Antidiaroik	Antidiarréico
Antidot	Antídoto
Antiepileptik (antikonvulziv)	Anticonvulsivo (antiepiléptico)
Antihelmintik	Antihelmíntico
Antihipertenziv	Antihipertensivo
Antihistaminik	Antihistamínico
Antikoagulans	Anticoagulante
Antimalarik	Antimalárico
Antimikotik	Antimicótico (antifúngico)
Antioksidans	Antioxidante
Antiperspirant	Desodorante
Antipiretik	Antipirético
Antiprotozoik	Antiprotozoario
Antipsihotik	Antipsicótico
Antireumatik	Antireumático
Antiseptik	Antiséptico
Antiserum	Antisuero
Antituberkulotik	Fármaco tuberculostático
Antivirusni lijek	Fármaco antiviral
Aspirin	Aspirina
Atropin	Atropina
Bademovo ulje	Aceite de almendras dulces
Bakar	Cobre
Barbiturat	Barbitúrico
Biljni čaj	Tisana (infusión de hierbas)
Bočica	Frasquito
Borova otopina	Ácido bórico
Bronhodilatator	Broncodilatador
Cefalosporin	Cefalosporina
Cink	Zinc (cinc)
Cinkova pasta	Pasta de óxido de zinc
Citostatik	Citostático
Cjepivo	Vacuna
Čepić	Supositorio
Digestiv	Digestivo
Dijafragma	Diafragma
Dijetetsko sredstvo	Fármaco antiobesidad
Diuretik	Diurético
Doza	Dosis
Dražeja (tableta)	Comprimido
Emulzija	Emulsión
Eritromicin	Eritromicina
Eterično ulje	Aceite esencial
Fentanil	Fentanilo
Fitoterapija	Fitoterapia
Fiziološka otopina	Suero fisiológico
Flaster	Tira adhesiva sanitaria
Fosfor	Fósforo
Gaza	Gasa
Gel	Gel
Gentamicin	Gentamicina
Glukoza	Glucosa
Gram	Gramo
Grožđana mast	Bálsamo de labios
Hemostatik	Hemostático
Heparin	Heparina
Higijenski ulošci	Toalla sanitaria (compresa, pantiprotector)
Hipnotik	Hipnótico
Hormonalna nadomjesna terapija	Terapia de sustitución hormonal
Igla	Aguja
Imunoglobulin	Inmunoglobulina
Imunosupresiv	Inmunosupresor
Inhalacija	Inhalación
Interferon	Interferón
Inzulin	Insulina
Injekcija	Inyección
Ispiranje	Lavado
Jod	Yodo (iodo)
Jojobino ulje	Aceite de jojoba
Kalcij	Calcio
Kalij	Potasio
Kamilica	Manzanilla
Kapi (kapljice)	Gotas
Kapi za nos	Gotas nasales
Kapi za oči	Colirio
Kapi za uši	Gotas óticas
Kapsula	Cápsula
Kardiotonik	Cardiotónico

Kemoterapija	Quimioterapia
Klizma (klistir)	Enema (clisma)
Klor	Cloro
Kloramfenikol	Cloranfenicol
Kobalt	Cobalto
Kodein	Codeína
Kofein	Cafeína
Komad	Pieza
Kontaktne leće	Lentes de contacto (lentillas, pupilentes)
Kontracepcijska pilula	Píldora anticonceptiva
Kontracepcijska pjena	Espuma anticonceptiva
Kontracepcijska spužva	Esponja anticonceptiva
Kontraceptiv	Anticonceptivo
Kortikosteroid	Corticosteroide
Krema	Crema
Kućni test za trudnoću	Prueba de embarazo
Laksativ	Laxante
Lijek	Medicamento (fármaco)
Lijek protiv mučnine i povraćanja	Antiemético
Litra	Litro
Losion	Loción
Lubrikant	Lubricante
Ljekarnik	Farmacéutico
Ljekoviti napitak	Poción
Magnezij	Magnesio
Mangan	Manganeso
Medicinski kanabis	Cannabis medicinal
Meka kontaktna leća	Lente de contacto blanda
Metadon	Metadona
Mikrogram	Microgramo
Miligram	Miligramo
Mililitar	Mililitro
Mineral	Mineral
Mineralno ulje	Aceite mineral
Miorelaksator	Relajante muscular (miorrelajante)
Molibden	Molibdeno
Morfin	Morfina
Mukolitik	Mucolítico
Na tašte	En ayunas
Na usta	Por vía oral
Na večer	Por la noche
Nakon jela	Después de una comida
Naočale	Gafas
Natrij	Sodio
Nesteroidni antireumatik	Antiinflamatorio no esteroideo
Nikotinska guma za žvakanje	Goma de mascar de nicotina
Nikotinski flaster	Parche de nicotina
Nistatin	Nistatina
Nuspojave lijeka	Reacción adversa a medicamento
Nutritiv	Nutrimento (nutriente)
Oblog	Compresa
Oksikodon	Oxicodona
Omega -3 masne kiseline	Ácido graso omega 3
Opijat (opioid)	Opioide
Otopina	Soluto
Otrov	Veneno
Paracetamol	Paracetamol
Parafin	Parafina
Pasta	Pasta
Pasta za zube	Pasta de dientes (dentífrico)
Pelene za inkontinenciju	Pañal para adultos
Penicilin	Penicilina
Pilula za "dan poslije" (postkoitalna kontracepcija, hitna kontracepcija)	Anticonceptivo de emergencia (contracepción poscoital)
Pjena	Espuma
Pod jezik	Vía sublingual
Pomada (mast)	Ungüento (pomada)
Prašak (puder)	Polvo
Predoziranje	Sobredosis
Prezervativ (kondom)	Preservativo (condón, profiláctico)
Protuotrov	Antitoxina
Protuupalno	Antiinflamatorio (antiflogístico)
Psihostimulans	Psicoestimulante
Purgativ	Purgante (purgativo)
Recept	Receta
Rektalno	Rectal
Ricinusovo ulje	Aceite de ricino
Salicilat	Salicilato
Sapun	Jabón
Sedativ	Sedativo
Serum	Suero
Sirup	Jarabe
Spazmolitik	Espasmolítico
Spermicid	Espermicida
Sprej	Rociada
Sredstvo protiv insekata	Repelente de insectos
Sredstvo protiv komaraca	Repelente de mosquitos
Sredstvo za iskašljavanje	Expectorante
Sredstvo za zaštitu od sunca	Protector solar
Sulfonamid	Sulfonamida
Sumpor	Azufre
Sustav međunarodnih mjernih jedinica	Sistema Internacional de Unidades
Šprica	Jeringa

Šumeće tablete	Solubilizantes (comprimidos dispersables en agua)
Tableta za sisanje (pastila)	Pastilla
Tampon	Tampón
Tekući puder	Polvo liquido
Tekućina za čišćenje kontaktnih leća	Solución limpiadora de lentes de contacto
Tekućina za čišćenje umjetnog zubala	Solución limpiadora de dentadura
Tekućina za ispiranje usne šupljine	Enjuague bucal (colutorio)
Termofor	Bolsa de agua caliente (guatero)
Tetraciklin	Tetraciclina
Tinktura	Tintura
Tlakomjer	Tensiómetro (esfigmomanómetro)
Tonik	Tónico
Toplomjer	Termómetro
Tramal	Tramadol
Tvrda kontaktna leća	Lente de contacto duro
U jutro	Por la mañana
U podne	A mediodía
Umjetno sladilo	Edulcorante artificial
Uroantiseptik	Antiséptico de las vías urinarias
Vaga	Balanza
Vaginaleta	Supositorio vaginal
Vata	Algodón hidrófilo
Vazodilatator	Vasodilatador
Viagra	Viagra
Vitamin	Vitamina
Vitamin A (retinol)	Vitamina A (retinol)
Vitamin B1 (tiamin)	Vitamina B1 (tiamina)
Vitamin B2 (riboflavin)	Vitamina B2 (riboflavina)
Vitamin B3 (niacin)	Vitamina B3 (niacina, vitamina PP)
Vitamin B4 (adenin)	Vitamina B4 (adenina)
Vitamin B5 (pantotenska kiselina)	Vitamina B5 (ácido pantoténico)
Vitamin B6 (piridoksin)	Vitamina B6 (piridoxina)
Vitamin B7 (inozitol)	Vitamina B7 (inositol)
Vitamin B8 (biotin)	Vitamina B8 (biotina)
Vitamin B9 (folna kiselina)	Vitamina B9 (ácido fólico)
Vitamin B10 (faktor-R)	Vitamina B10 (vitamina R)
Vitamin B11 (faktor-S)	Vitamina B11 (vitamina S)
Vitamin B12 (kobalamin)	Vitamina B12 (ciancobalamina)
Vitamin C (L-askorbinska kiselina)	Vitamine C (enantiómero L de ácido ascórbico)
Vitamin D2 (ergokalciferol)	Vitamina D2 (ergocalciferol)
Vitamin D3 (kolekalciferol)	Vitamina D3 (colecalciferol)
Vitamin D4	Vitamina D4
Vitamin D5 (sitokalciferol)	Vitamina D5 (sitocalciferol)
Vitamin E (tokoferol)	Vitamina E (alfatocoferol)
Vitamin F (linoleična kiselina)	Ácido linoleico
Vitamin J (kolin)	Vitamina J (colina)
Vitamin K (filokinon)	Vitamina K (filoquinona)
Vitamin L1 (antranilna kiselina)	Vitamina L1 (ácido antranílico)
Vitamin P (flavonoidi)	Vitamina P (flavonoide)
Za vanjsku primjenu	De uso externo
Zavoj	Venda
Zubni konac	Seda dental (hilo dental)
Željezo	Hierro (fierro)
Žlica	Cuchara

MEDICINSKE USTANOVE, ZAHVATI I NJEGA

FACILIDADES MÉDICAS, PROCEDIMIENTOS Y ASISTENCIA MÉDICA

Ambu balon s maskom	Bolsa Ambú de ventilación manual
Ambulanta	Enfermería
Amputacija	Amputación
Anestezija (narkoza)	Anestesia
Aparat za disanje (respirator)	Aparato respiratorio
Artrodeza	Artrodesis
Aspirator	Aspirador
Blagavaonica	Comedor
Boca s kisikom	Tanque de oxígeno
Bolesnička soba	Cuarto del paciente
Bolesnik	Paciente
Bolnica	Hospital
Bušilica	Taladro
Cijepljenje	Vacunación
Citologija	Citología
Čaj	Té
Čekaonica	Sala de espera
Darovanje krvi (donacija krvi)	Donación de sangre
Davalac (donator)	Donante

Davanje lijekova	Administración de fármacos
Defibrilacija	Desfibrilación
Defibrilator	Desfibrilador
Deka	Manta (cobija)
Dermatologija	Dermatología
Dijagnoza	Diagnóstico
Dijaliza	Diálisis
Dijaliza bubrega	Diálisis renal
Dijaliza jetre	Diálisis de hígado
Dijeta	Régimen (dieta)
Dinamometar	Dinamómetro
Dizalo	Elevador
Doručak	Desayuno
Dren	Sonda de drenaje
Drenaža	Drenaje
Drenažni položaj	Drenaje postural
Električni stimulator srca	Marcapasos
Elektroda	Electrodo
Elektrokirurgija	Electrocirugía
Elektroterapija	Electroterapia
Endotrahealna kanila	Sonda endotraqueal
Epruveta	Tubo de ensayo
Fizikalna terapija	Fisioterapia
Fizioterapeut	Fisioterapeuta
Gerontologija	Gerontología
Ginekologija	Ginecología
Gipsana udlaga	Escayola de inmovilización
Goniometar	Goniómetro
Gumirano platno	Sábana de hule para la incontinencia
Heimlichov zahvat	Maniobra de Heimlich
Hidroterapija	Hidroterapia
Hitna služba	Servicios médicos de emergencia
Hodalica	Andador
Imobilizator glave	Inmovilizador de cabeza
Imobilizator vrata	Collar cervical
Imunologija	Inmunología
Infuzija	Infusión
Intenzivna njega	Cuidados intensivos
Interna medicina	Medicina interna
Intubacija	Intubación
Invalidska kolica	Silla de ruedas
Injekcija	Inyección
Ispiranje želuca	Lavado gástrico
Isprati	Lavar
Jastuk	Almohada
Jedinica intenzivne njege	Unidad de cuidados intensivos
Kalendar cijepljenja	Calendario de vacunación
Kanila	Cánula
Kanta za smeće	Papelera
Karantena	Cuarentena
Kardiologija	Cardiología
Kateter	Catéter
Kauterizacija	Cauterización
Kegelove vježbe	Ejercicios de Kegel
Kemoterapija	Quimioterapia
Kirurgija	Cirugía
Kirurška sterilizacija muškarca (vazektomija)	Esterilización quirúrgica masculina (vasectomía)
Kirurška sterilizacija žene (podvezivanje jajovoda)	Esterilizatióm quirúrgica femenina (ligadura de trompas)
Kirurški zahvat formiranja stome (kolostomija)	Exteriorización de una parte de intestino a través de la cavidad abdominal (colostomía)
Kirurški zahvat na kralježnici (laminektomija)	Extirpación quirúrgica de parte de una vértebra (laminectomía)
Kirurški zahvat na srednjem uhu (stapedektomija)	Cirugía del oído medio (stapedectomía)
Kirurški zahvat na talamusu (talamotomija)	Cirugía del tálamo (talamotomía)
Kirurški zahvat na zglobu (artrotomija)	Incisión quirúrgica de una articulación (artrotomía)
Kirurški zahvat otvaranja lubanje (kraniotomija)	Abertura quirúrgica en el cráneo (craneotomía)
Kirurško odstranjenje aneurizme (aneurizmektomija)	Extirpación quirúrgica de un aneurisma (aneurismectomía)
Kirurško odstranjenje dojke (mastektomija)	Remoción quirúrgica de seno (mastectomía)
Kirurško odstranjenje grkljana (laringektomija)	Extirpación quirúrgica de la laringe (laringectomía)
Kirurško odstranjenje gušterače (pankreatektomija)	Extirpación quirúrgica del páncreas (pancreatectomía)
Kirurško odstranjenje hemoroida (hemoroidektomija)	Extirpación quirúrgica de las hemorroides (hemorroidectomía)
Kirurško odstranjenje kamenca (litotomija)	Extracción quirúrgica de los cálculos (litotomía)
Kirurško odstranjenje krajnika (tonzilektomija)	Extracción quirúrgica de las amígdalas (tonsilectomía)

Kirurško odstranjenje maternice (histerektomija)	Extracción quirúrgica del útero (histerectomía)	Kupaonica	Cuarto de baño
		Kupati	Darse un baño
		Kutija prve pomoći	Botiquín de primeros auxilios
Kirurško odstranjenje mioma u maternici (miomektomija)	Extirpación quirúrgica de los fibromas uterinos (miomectomía)	Laparoskopska operacija	Cirugía laparoscópica
		Laringealna maska	Máscara laríngea
		Laringoskop	Laringoscopio
Kirurško odstranjenje nadbubrežne žlijezde (adrenalektomija)	Extirpación quirúrgica de una glándula suprarrenal (adrenalectomía)	Lavor	Palangana (ajofaina)
		Leš	Cadáver
		Lifting lica (ritidektomija)	Estiramiento de la cara (ritidectomía)
		Liječenje (terapija)	Tratamiento (terapia)
Kirurško odstranjenje prostate (prostatektomija)	Extirpación quirúrgica de la próstata (prostatectomía)	Liječnička ambulanta	Consultorio de médico
		Liječnik	Médico
		Liječnik opće prakse	Médico de cabecera
Kirurško odstranjenje prsne žlijezde (timektomija)	Extirpación quirúrgica del timo (timectomía)	Liposukcija	Liposucción
		Lobotomija	Lobotomía
		Lokalna anestezija	Anestesia local
		Madrac	Colchón
Kirurško odstranjenje režnja nekog organa (lobektomija)	Extirpación quirúrgica de un lóbulo de un órgano (lobectomía)	Manšeta tlakomjera	Manguito de presión arterial
		Maska za kisik	Máscara de oxígeno
		Maska za oživljavanje	Máscara de reanimación
Kirurško odstranjenje slezene (splenektomija)	Extirpación quirúrgica del bazo (esplenectomía)	Medicinska sestra	Enfermera
		Medicinski centar	Centro médico
		Mirovanje u krevetu	Guardar cama
Kirurško odstranjenje slijepog crijeva (apendektomija)	Extirpación quirúrgica del apéndice cecal (apendicectomía)	Mokrenje (uriniranje)	Micción
Kirurško odstranjenje štitne žlijezde (tiroidektomija)	Extirpación quirúrgica de la glándula tiroides (tiroidectomía)	Monitor za praćenje vitalnih znakova	Monitor de signos vitales
		Mrtvačnica	Depósito de cadáveres (morgue)
Kirurško odstranjenje testisa (orhidektomija)	Extirpación quirúrgica del testículo (orquidectomía)	Neurologija	Neurología
		Noćna posuda	Orinal
		Noćni ormarić	Mesilla de noche
		Nosila	Camilla enrollable
Kirurško odstranjenje trećeg krajnika (adenoidektomija)	Extirpación quirúrgica de las adenoides (adenoidectomía)	Nosna kanila	Cánula nasal
		Nužnik	Servicio
		Njega	Asistencia (cuidado)
Kirurško odstranjenje želuca (gastrektomija)	Extirpación quirúrgica del estómago (gastrectomía)	Obaviti nuždu	Ir al servicio
		Obdukcija	Autopsia
		Obrezivanje	Circuncisión
		Očni odjel	Sala de oftalmología
Kirurško odstranjenje žučnog mjehura (kolecistektomija)	Extracción quirúrgica de la vesícula biliar (colecistectomía)	Odjel	Sala (pabellón)
		Onkologija	Oncología
		Opća anestezija	Anestesia general
Kirurško otvaranje dišnog puta (traheotomija)	Incisión quirúrgica en la tráquea (traqueotomía)	Operacija	Operación quirúrgica
		Operacijska sala	Quirófano
		Oporavak	Recuperación
Klice	Gérmenes	Ormar	Armario
Kola hitne pomoći	Ambulancia	Orofaringealna kanila	Cánula orofaríngea (tubo de Mayo, cánula de Guédel)
Kolica	Camilla		
Kontaktni gel za elektrode	Gel conductor		
		Ortopedija	Ortopedia
Krevet	Cama	Otpad (otpadni proizvod)	Materia de desperdicio
Krioekstrakcija	Crío-extracción		

Otvoriti	Abrir	Radni terapeut	Terapeuta ocupacional
Ozdraviti	Reponerse (recuperarse)	Rehabilitacija	Rehabilitación
Oživljavanje (reanimacija)	Reanimación	Rinologija	Rinología
		Ručak	Almuerzo
Patologija	Patología	Ručni defibrilator	Desfibrilador manual
Pedijatrija	Pediatría	Sjedalica za evakuaciju	Silla de evacuación
Perkutana koronarna angioplastika	Intervención coronaria percutánea	Skalpel	Escalpelo
		Slušni aparat	Audífono
Pesar	Pesario	Sonda	Sonda
Pidžama	Pijama (piyama)	Sonda za hranjenje	Sonda de alimentación
Pinceta	Pinzas		
Plahta	Sábana	Spavačica	Camisón
Plastična operacija dojke (mastoplastika)	Cirugía estética de los senos (mamoplastia)	Spoj (skretnica)	Shunt
		Spremište	Almacenaje
		Spužva	Esponja
Plastična operacija nosa (rinoplastika)	Cirugía estética de la nariz (rinoplastia)	Stadij mirovanja bolesti (remisija)	Fase de remisión
Plastična operacija očnog kapka (blefaroplastika)	Cirugía estética de los párpados (blefaroplastia)	Stalak za infuziju	Intravenoso poste
		Sterilizacija	Esterilización
		Sterilno	Estéril
Plastična operacija trbuha (abdominoplastika)	Cirugía estética del abdomen (abdominoplastia)	Stetoskop	Estetoscopio
		Stol	Mesa (escritorio)
		Stolić za serviranje hrane	Mesa para cama
Plućni odjel	Sala de neumología		
Pljunuti	Escupir	Stomatolog (zubar)	Dentista
Pokrivač	Cubrecama (colcha, manta)	Svjetlo	Luz
		Šivanje rane	Suturar la herida
Poliranje zuba	Pulidor de los dientes	Škare	Tijeras
		Šlape	Pantuflas
Poluintenzivna njega	Cuidados semi-intensivos	Štaka	Muleta
		Trakcija	Tracción
Posjeta	Visita	Transfuzija	Transfusión
Posjetitelj	Visitante	Transuretralna resekcija prostate	Resección transuretral de la próstata
Pražnjenje stolice (defekacija)	Defecación		
Pregled kucanjem (perkusija)	Percusión	Trauma	Trauma
		Trendelenburgov položaj	Posición de Trendelenburg
Pregled pipanjem (palpacija)	Palpación		
		Trening ravnoteže	Entrenamiento del equilibrio
Premosnica	By-pass		
Presađivanje (transplantacija)	Trasplante	Udlaga za pozicioniranje	Almohada de posicionamiento
Presvući se	Cambiarse	Uho-grlo-nos	Otorrinolaringología
Previjanje	Apósito	Umetak za dojku	Implante de mama
Prijemni ured	Mostrador de recepción	Umjetno disanje	Respiración artificial
		Umjetno zubalo	Prótesis dental
Primarna zdravstvena zaštita	Atención primaria de salud	Umrijeti	Morir
		Urinarni kateter	Catéter urinario
Primatelj organa	Receptor de un órgano	Urologija	Urología
		Usisni kateter	Catéter de succión
Probava	Digestión	Uzbuna (alarm)	Alarma
Pročišćavanje	Purificación	Uzrok smrti	Causa de muerte
Proglašenje vremena smrti	Determinación del tiempo de muerte	Vađenje zuba	Exodoncia dental
		Vakumirani madrac	Colchón al vácio
Prozor	Ventana		
Prva pomoć	Primeros auxilios	Večera	Cena
Psihijatrija	Psiquiatría	Vešeraj	Lavandería
Psiholog	Psicólogo	Vježbanje	Ejercicio
Radiologija	Radiología	Vježbe disanja	Ejercicios de respiración

Voda	Agua	Biopsija kože	Biopsia de piel
Vrata	Puerta	Biopsija limfnog	Biopsia de ganglio
Zagristi	Morder	čvora	linfático
Zarazni odjel	Pabellón de enfermedades infecciosas	Biopsija moždanih klijetki (ventrikulopunkcija)	Biopsia cerebral
Zarazno	Contagioso	Biopsija pleure	Biopsia pleural
Zaštitna kapa	Gorra desechable	Biopsija štitnjače	Biopsia de tiroides
Zaštitna maska za lice	Mascarilla desechable	Bjelančevine u urinu	Proteínas en la orina
Zaštitna navlaka za obuću	Cubrezapatos	Brom-sulfalein test funkcije jetre	Prueba de la función hepática con bromosulfaleína
Zaštitna navlaka za odjeću	Gabacha desechable	Bronhografija	Broncografía
Zaštitne rukavice	Guantes desechables	Bronhoskopija	Broncoscopia
Zaštitnici za pete i laktove	Protectores talón/codo antiescaras	Brzi test na streptokok (streptest)	Prueba rápida para estreptococo
Zatvoriti	Cerrar	CA 19-9	CA 19-9 (antígeno
Zdravstveno osiguranje	Seguro de salud	(karbohidratni antigen)	carbohidrato 19-9)
Zračenje	Radiación	CA 125	Marcador tumoral
Zubna krunica	Corona	(karcinomski	CA 125
Zubna plomba	Empaste (emplomadura)	antigen 125) Cefalometrija	Cefalometría
		Centralni venozni	Presión venosa
MEDICINSKE PRETRAGE	EXÁMENES MÉDICOS	pritisak (CVP) Cerebralna angiografija	central Angiografía cerebral
Albumin u serumu	Albúmina en la sangre	Cistografija Cistoskopija	Cistografía Cistoscopia
Alergološko testiranje kože (prick test)	Test cutaneos de alergia (prick)	Defekografija Denzitometrija kostiju	Defecografía Densitometría ósea
Alfafetoproteinski test (AFP)	Prueba de alfafetoproteína	(apsorpciometrija kostiju)	
Alkalna fosfataza	Fosfatasa alcalina	Dermatoskopija	Dermatoscopia
Amniocenteza	Amniocentesis	(dermoskopija)	
Analiza plinova u krvi	Prueba de gases en la sangre	Diferencijalna dijagnoza	Diagnóstico diferencial
Angiografija	Angiografía	Digitalna	Angiografía de
Anoskopija	Anoscopía	supstrakcijska	sustracción digital
Antibiogram	Antibiograma	angiografija	
Aortografija	Aortografía	DNK analiza	Análisis de DNA
Arteriografija	Arteriografía	Ehoencefalografija	Ecoencefalografía
Artroskopija	Artroscopia	Elektroencefalogra-	Electroencefalogra-
Audiometrija	Audiometría	fija (EEG)	fía
Benzidinski test stolice	Prueba de la bencidina	Elektroforeza proteina u serumu	Electroforesis de proteínas séricas
Bilirubin u serumu	Análisis de bilrrubina sérica	Elektrokardiografija (EKG)	Electrocardiografía (ECG, EKG)
Biokemijske pretrage krvi	Exámenes bioquímicos de sangre	Elektromiografija (EMG)	Electromiografía
		Elektroneurografija	Electroneurografía
Biomarker	Marcador biológico	Elektroretinografija	Electrorretinografía
Biopsija	Biopsia	Endoskopija	Endoscopia
Biopsija bubrega	Biopsia renal	Endoskopska	Colangiopancreato-
Biopsija jetre	Biopsia hepática	retrogradna kolan-	grafía retrógrada
Biopsija endometrija	Biopsia endometrial	giopankreatografija (ERCP)	endoscópica
Biopsija koštane srži	Biopsia de médula ósea	Enteroskopija	Enteroscopia

Ezofagogastroduodenoskopija	Esofagogastroduodenoscopia
Fenolsulfoftaleinski test (PSP-test)	Prueba de la fenolsulfonftaleína
Fluoroskopija	Fluoroscopia
Fokusirani ultrazvuk visokog intenziteta	Ultrasonido focalizado de alta intensidad (HIFU)
Funkcionalna magnetska rezonancija (FMR)	Imagen por resonancia magnética funcional (IRMf)
Funkcionalne pretrage jetre	Pruebas de función hepática
Gastroskopija	Gastroscopia
Ginekološki pregled	Examen ginecológico
Glasgowska skala kome	Escala de coma de Glasgow
Gonioskopija	Gonioscopia
Govorna audiometrija	Audiometría del habla
HbsAg (hepatitis B površinski antigen)	HbsAg (antígeno de superficie de la hepatitis B)
Hematokrit	Hematocrito
Histeroskopija	Histeroscopia
Indirektni Coombsov test	Prueba de Coombs indirecta
Intravenozna biligrafija	Biligrafía intravenosa
Intravenozna pijelografija (i.v. Urografija)	Urografía intravenosa
Ispitivanje refrakcije	Refractometría
Karcinoembrionski antigen (CEA)	Antígeno carcinoembrionario
Kardiotokografija	Cardiotocografía
Kariotip	Cariotipo
Kateterizacija srca (angiokardiografija)	Cateterismo cardíaco
Kateterska angiografija	Angiografía por catéter
Kemijska analiza urina	Análisis químico de orina
Kemijski pregled želučanog soka	Análisis químico del jugo gástrico
Kolangiografija	Colangiografía
Kolonoskopija	Colonoscopia
Kolposkopija	Colposcopia
Kompjuterizirana tomografija (CT)	Tomografía computada
Kompletna krvna slika	Hemograma (conteo sanguíneo completo)
Konizacija	Conización
Kontrast	Medio de contraste
Koronarografija	Coronariografía
Kožni alergološki test flasterom	Prueba de emplasto (prueba del parche)
Laboratorij	Laboratorio
Laboratorijske pretrage	Pruebas de laboratorio
Laparoskopija	Laparoscopia
Laringoskopija	Laringoscopia
Limfografija	Linfografía
Lumbalna mijelografija	Mielografía lumbar
Lumbalna punkcija	Punción lumbar
Magnetoencefalografija (MEG)	Magnetoencefalografía
Magnetska rezonancija (MR)	Imagen por resonancia magnética (IRM)
Mamografija	Mamografía
Manometrija jednjaka	Manometría esofágica
Medijastinoskopija	Mediastinoscopia
Mijelografija	Mielografía
Mikrobiološki pregled (kultura)	Cultivo
Mikrobiološki pregled brisa grla	Exudado faríngeo
Mikrobiološki pregled brisa rodnice	Cultivo vaginal
Mikrobiološki pregled ispljuvka	Cultivo de esputo
Mikrobiološki pregled krvi (hemokultura)	Hemocultivo
Mikrobiološki pregled likvora	Cultivo de líquido cefalorraquídeo
Mikrobiološki pregled mokraće (urinokultura)	Urocultivo
Mjerenje krvnog pritiska	Monitorización de la presión arterial
Mjerenje pulsa	Comprobación del pulso
Oftalmoskopija	Oftalmoscopia
Oralni test tolerancije na glukozu (OGTT)	Test de tolerancia oral a la glucosa
Ostatni urin (rezidualni urin)	Volumen residual de orina
Ostatni dušik u krvi (urea nitrogen test)	Nitrógeno ureico en sangre (BUN)
Otoskopija	Otoscopia
Papa-test (Papanicolaouova klasifikacija)	Prueba de Papanicolau
Parcijalno tromboplastinsko vrijeme (PTT)	Tiempo de tromboplastina parcial activado
Patelarni refleks	Reflejo patelar
Pelvimetrija	Pelvimetría
Perimetrija	Campimetría (perimetría)
Perkutana transtorakalna punkcija pluća	Punción transtorácica aspirativa con aguja ultrafina

Pijelografija (urografija)	Urografía
Pletizmografija	Pletismografía
Pneumoencefalografija	Neumoencefalografía
Polisomnografija (višeparametarski test u praćenju procesa sna)	Polisomnografía
Pozitronska emisijska tomografija (PET)	Tomografía por emisión de positrones
Pregled dojke	Exploración física de mama
Pregled likvora	Análisis del líquido cefalorraquídeo
Pregled očnog fundusa	Exámen dilatado de fundus
Prostatični specifični antigen (PSA)	Antígeno prostático específico
Protrombinski indeks	Tiempo de protrombina
Pulmonalna angiografija	Angiografía pulmonar
Punkcijsko-aspiracijska biopsija	Punción aspiración con aguja fina
Radioizotopna dijagnostika	Medicina nuclear
Rektalni pregled	Tacto rectal
Rektoskopija	Rectoscopia
Rendgen	Radiografía
Rendgensko snimanje debelog crijeva i rektuma s kontrastom barija	Enema de bario con doble contraste
Rendgensko snimanje kostiju	Radiografía de hueso (radiografía ósea)
Rendgensko snimanje kralježnice	Radiografía de la columna vertebral (radiografía vertebral)
Rendgensko snimanje lubanje	Craneografía
Rendgensko snimanje maternice i jajovoda	Histerosalpingografía
Rendgensko snimanje srca i pluća	Radiografía de tórax
Rendgensko snimanje zdjelice i porođajnog kanala	Pelvigrafía
Rendgensko snimanje zgloba	Artrografía
Rendgensko snimanje zuba	Radiografía dental
Rendgensko snimanje želuca i dvanaesnika barijevom kašom	Radiografía de esófago, estómago y duodeno tomada con comida baritada
Rendgensko snimanje žučnog mjehura s kontrastom (peroralna kolecistografija)	Colecistografía oral
Retrogradna pijelografija	Pielografía retrógrada
Rose Waaler test	Test de Waaler-Rose
Scintigrafija bubrega	Gammagrafía renal
Scintigrafija jetre i žučnih vodova radioaktivnim izotopima	Gammagrafía hepatobiliar con tecnecio 99m
Scintigrafija kostiju	Gammagrafía ósea
Scintigrafija pluća	Gammagrafía pulmonar
Scintigrafija slezene radioaktivnim izotopima	Gammagrafía de bazo con tecnecio 99m
Scintigrafija štitnjače	Gammagrafía tiroidea
Sedimentacija eritrocita	Velocidad de sedimentación globular
Serološke pretrage na antitijela	Pruebas de serología
Sigmoidoskopija	Sigmoidoscopia
Sijalografija	Sialografía
Specifična težina urina	Gravedad específica de la orina
Spermogram	Espermiograma
Spinalna angiografija	Angiografía espinal
Spirometrija (mjerenje vitalnog kapaciteta)	Espirometría
Stereotaktična biopsija	Biopsia estereotáctica
Subokcipitalna mijelografija	Mielografía cervical suboccipital
Subokcipitalna punkcija	Punción suboccipital
Šećer u krvi	Concentración de glucosa en sangre
Šećer u urinu	Examen de glucosa en orina
Širenje zjenica potaknuto lijekovima	Dilatación pupilar inducida por fármacos
Test aglutinacije	Análisis de aglutinación
Test na hormone štitnjače u krvi	Concetración de hormonas tiroideas en sangre
Test na trudnoću	Pruebas de embarazo
Test opterećenja (ergometrija)	Ergometría

Test štitnjače na provodljivost radioaktivnog joda 131	Captación tiroidea de 131yodo
Timpanocenteza	Timpanocentesis
Timpanometrija	Timpanometría
Tomografija	Tomografía
Tonometrija oka	Tonometría
Torakoskopija	Toracoscopia
Transaminaze u serumu	Aspartato aminotransferasa (AST, transaminasa glutámico-oxalacética GOT)
Tuberkulinski kožni test	Test de Mantoux (PPD)
Tumorski marker	Marcador tumoral
Ultrazvuk	Ultrasonografía (ecografía)
Ultrazvuk abdomena	Ecografía abdominal (ultrasonido abdominal)
Ultrazvuk bubrega	Ecografía renal (ultrasonido renal)
Ultrazvuk dojke	Ecografía de mama (ultrasonido de mama)
Ultrazvuk gušterače	Ecografía de páncreas (ultrasonido de páncreas)
Ultrazvuk jetre	Ecografía hepática (ultrasonido hepático)
Ultrazvuk srca (ehokardiografija)	Ecocardiografía
Ultrazvuk srca s dopplerom	Ecocardiografía doppler
Ultrazvuk štitnjače	Ecografía de la tiroides (ultrasonido de la tiroides)
Ultrazvuk žuči i žučnih vodova	Ecografía de vesícula y vías biliares
Urea klirens	Prueba de aclaramiento de urea sanguínea
Urea izdisajni test	Prueba del aliento con urea
Uretrografija	Uretrografía
Ureteroskopija	Ureteroscopia
Urobilinogen u urinu	Urobilinógeno en orina
Venografija (flebografija)	Flebografía
Ventrikulografija	Ventriculografía
Weberov test	Prueba de Weber

TRUDNOĆA I PORODNIŠTVO	EMBARAZO Y OBSTETRICIA
Abortivni lijekovi	Fármacos abortivos
Abrupcija posteljice	Desprendimiento prematuro de placenta
Amniocenteza	Amniocentesis
Amnioskopija	Amnioscopia
Anomalije fetusa	Anomalías fetales
Anomalije maternice	Malformaciones uterinas
Babica	Matrona (matrón)
Babinje (puerperij)	Puerperio
Banka sperme	Banco de semen
Biofizikalni profil fetusa	Perfil biofísico fetal
Biološki roditelj	Padre biológico
Blastocista	Blastocisto
Blizanačka trudnoća	Embarazo múltiple
Blizanci	Gemelos
Bradavica	Pezón
Carski rez	Cesárea
Četvorci	Cuatrillizos
Disanje	Respiración
Djevičnjak (himen)	Himen
Dojenje (laktacija)	Lactancia
Dojka	Mama
Donacija jajašca	Donación de ovocitos
Dužina novorođenčeta	Talla de un neonato
Dvojajčani blizanci	Gemelos dicigóticos (mellizos)
Edem	Edema (hidropesía)
Ejakulat	Eyaculación
Eklampsija	Eclampsia
Embrij (zametak)	Embrión
EPH-gestoze (preeklampsija)	Preeclampsia
Estrogen placente	Estrógeno de la placenta
Fetalna hipertrofija	Macrosomía fetal
Fetalna hipotrofija	Hipotrofia fetal
Fetalna pH-metrija	pH-metria fetal
Fetoskopija	Fetoscopia
Fetus	Feto
Forceps (kliješta)	Fórceps
Trudovi	Contracciones del trabajo de parto (contracciones uterinas)
Gestacijski dijabetes	Diabetes gestacional
Ginekologija	Ginecología
Glavica	Cabeza
Graafov folikul	Folículo de Graaf
Habitualni pobačaj	Aborto habitual

Hemolitička bolest novorođenčeta	Enfermedad hemolítica del recién nacido (eritroblastosis fetal)
Hiperemična sluznica rodnice (Chadwickov znak)	Signo de Chadwick
Hiperemija jajnika	Hiperemia del ovario
Hiperplazija maternice	Hiperplasia endometrial
Hipertrofija maternice	Hipertrofia del útero
Implantacija (usađivanje)	Implatación
Infekcija	Infección
Inkubator	Incubadora
Intracitoplazmatska spermalna injekcija	Inyección intracitoplasmá-tica de espermatozoides
Ispala pupkovina (prolaps pupkovine)	Prolapso del cordón umbilical
Istiskivanje ploda	Expulsión del producto
Istiskivanje posteljice i ovoja	Expulsión de la placenta
Izostanak mjesečnice (amenoreja)	Ausencia de la menstruación (amenorrea)
Izvanmaternična trudnoća (ektopična trudnoća)	Embarazo ectópico
Jajašce	Óvulo
Jajnik	Ovario
Jajovod	Trompa de Falopio (tuba uterina, oviducto)
Jednojajčani blizanci	Gemelos monocigóticos
Kardiotokografija	Cardiotocografía
Kiretaža	Legrado
Kirurško odstranjenje maternice (histerektomija)	Extracción quirúrgica del útero (histerectomía)
Kirurško proširenje porođajnog kanala (epiziotomija)	Episiotomía
Kordocenteza	Cordocentesis
Koriokarcinom	Coriocarcinoma
Korion	Corion
Korion-gonadotropin	Gonadotropina coriónica
Korionske resice	Vellosidades coriónicas
Kosi položaj ploda	Feto posición transversal
Krvarenje (hemoragija)	Desangramiento (hemorragia)
Labilno psihičko raspoloženje (baby blues)	Baby blues (leve depresión post parto)
Lažni trudovi	Contracción de Braxton Hicks
Lijek za sprečavanje trudova (tokolitik)	Fármaco utilizado para suprimir el trabajo de parto prematuro (tocolítico)
Litopedion	Litopedion
Lohija (iscjedak u babinjama)	Loquios
Majka	Madre
Maternica (uterus)	Útero (matriz, seno materno)
Medicinski potpomognuta oplodnja	Reproducción asistida
Mekonij	Meconio
Mekonijalni aspiracijski sindrom	Sindrome de aspiración de meconio
Mekonijalni ileus	Enfermedad de Hirschsprung (megacolon agangliónico)
Mekonijalni peritonitis	Peritonitis meconial
Menopauza (klimakterij)	Menopausia
Menstruacija	Menstruación (período)
Menstruacijski ciklus	Ciclo menstrual
Mikrocefalija (sitnoglavost)	Microcefalia
Mifepriston	Mifepristona
Mliječni vod	Conducto mamario (conducto galactóforo)
Morula	Mórula
Mrtvorođenče	Nacido muerto
Mučnina	Náusea
Nedonošće	Recién nacido pre-término
Neonatologija	Neonatología
Neplodnost (sterilitet)	Infertilidad
Novorođenče	Neonato (recién nacido)
Nuhalna translucencija	Traslucencia nucal
Oplodnja in vitro	Fecundación in vitro
Otac	Padre
Otvaranje ušća maternice	Dilatación del cuello uterino
Ovogeneza (oogeneza)	Ovogénesis
Ovulacija	Ovulación
Patološki porod	Parto patológico
Pelena	Pañal
Pelvimetrija	Pelvimetría

Pijelonefritis	Pielonefritis	Snaga trudova	Intensidad de contracciones uterinas
Placenta previja	Placenta previa		
Plagiocefalija	Plagiocefalia		
Plodna voda (amnijska tekućina)	Líquido amniótico	Spermij	Espermatozoide
		Spontani pobačaj	Aborto espontáneo
Pojačano lučenje sline (hipersalivacija)	Excesiva producción de saliva (hipersalivación)	Stav zatkom	Posición de nalgas
		Surogat majka (zamjenska majka)	Madre de alquiler
Porod	Parto	Sužena zdjelica	Pelvis contraída
Porod u vodi	Parto en agua	Teratogeni faktori rizika	Agentes teratogénicos
Porodni kanal	Canal del parto		
Porodničar (opstetičar)	Tocólogo (obstetra)	Težina ploda (porođajna težina)	Peso al nacer
Porodništvo	Obstetricia	Tiskati	Empujar
Porodno doba	Etapas del parto	TORCH infekcije	Infecciones TORCH
Poslijeročni porod	Parto postérmino	Trajanje trudnoće	Duración del embarazo
Posteljica (placenta)	Placenta		
Postporođajna depresija	Depresión postparto (depresión postnatal)	Trajanje truda	Duración de las contracciones uterinas
Povraćanje	Vómito (emesis)		
Prekid trudnoće (abortus)	Aborto inducido	Trudnoća	Embarazo
		Frekvencija trudova	Frecuencia de las contracciones uterinas
Presjeći	Cortar		
Prijevremeni porod	Parto pretérmino		
Prijevremeno prsnuće vodenjaka	Ruptura prematura de membrana	Ultrazvuk	Ultrasonografía (ecografía)
Prirasla posteljica (placenta acrreta)	Placenta accreta	Umjetna oplodnja	Inseminación artificial
Produljeni porod	Parto prolongado	Upala mokraćnog mjehura (cistitis)	Inflamación de la vejiga urinaria (cistitis)
Progesteron	Progesterona		
Progesteron placente	Progesterona de placenta	Upala plodovih ovoja (korioamnionitis)	Infección de las membranas placentarias (corioamnionitis)
Prolaktin	Prolactina		
Proširene vene na nogama	Venas varicosas de las piernas		
Prsnuće vodenjaka	Ruptura de membrana	Urinarna inkotinencija	Incontinencia urinaria
Prvorotkinja	Primigesta	Uzorak korionskih resica	Muestra de vellosidades coriónicas
Puerperalna groznica (babinja groznica)	Fiebre puerperal		
		Vakuumski ekstraktor	Aspirador al vacío
Puerperalna psihoza	Psicosis postparto	Visoki krvni tlak (hipertenzija)	Incremento de la presión sanguínea (hipertensión)
Puerperalna sepsa	Sepsis puerperal		
Puerperalni mastitis	Mastitis puerperal		
Pumpica za izdajanje	Sacaleches	Višerotkinja	Multigrávida
		Vodenjak	Saco amniótico
Pupak	Ombligo (pupo)	Vrat	Cuello
Pupkovina (pupčana vrpca)	Cordón umbilical	Začeće (oplodnja)	Fecundación (fertilización)
Rađaona	Sala de partos	Zadak	Nalga
Ročni porod	Parto a término	Zastoj urina (urinarna retencija)	Retención de orina
Rodilište	Hospital de maternidad		
Roditelj	Padre (primario)	Životna sposobnost spermija	Viabilidad de espermatozoides
Rodnica	Vagina		
Sisanje	Succión		
Sjemena tekućina (sperma)	Semen (esperma)		
Sluznica maternice (endometrij)	Mucosa interior del útero (endometrio)		

www.ingramcontent.com/pod-product-compliance
Lightning Source LLC
Chambersburg PA
CBHW070103210526
45170CB00012B/729